中医传承史略

周鸿艳 —— 著

U0331920

化学工业出版社

·北京·

内容简介

本书主要内容为中国古代医学教育史。中国古代医学教育应用断代研究方法，分先秦、秦汉魏晋南北朝、隋唐、宋金元、明、清六个历史阶段进行研究，客观地对有关资料进行系统梳理和考证，尽力发掘与勾勒我国古代医学教育的特点和规律。

本书适合中医人文、中医医史文献等研究者及相关专业师生阅读。

图书在版编目（CIP）数据

中医传承史略/周鸿艳著. —北京：化学工业出版社，2021.8

ISBN 978-7-122-39843-7

Ⅰ.①中… Ⅱ.①周… Ⅲ.①中医教育-教育史-中国
Ⅳ.①R2-4

中国版本图书馆 CIP 数据核字（2021）第 174544 号

责任编辑：张　蕾　陈燕杰　　　　　　　　装帧设计：史利平
责任校对：王　静

出版发行：化学工业出版社（北京市东城区青年湖南街 13 号　邮政编码 100011）
印　　装：北京建宏印刷有限公司
710mm×1000mm　1/16　印张 9½　字数 205 千字　2022 年 1 月北京第 1 版第 1 次印刷

购书咨询：010-64518888　　　　　　　售后服务：010-64518899
网　　址：http://www.cip.com.cn

凡购买本书，如有缺损质量问题，本社销售中心负责调换。

定　　价：68.00 元

前 言

"中医"有广义和狭义之分，广义的中医是指中国传统医学，它是中国各民族医学的统称，包括汉族医学、藏族医学、蒙古族医学、维吾尔族医学等各民族医学。狭义的中医是仅指汉族医学，由于汉族人口最多，文字产生最早，历史文化较长，因此，汉族医学在中国乃至在世界上的影响最大，尤其是19世纪西方医学传入中国并普及以后，为了有别于"西医"，便将汉族医学称作"中医"。本书所述的传承史，便是狭义的中医，即19世纪西方医学传入中国并普及之前的汉族医学传承史。这段时间（先秦至清末）的中医（汉医），可谓是纯粹的中国传统文化之下孕育出来的原汁原味的中国医学。

清代龚自珍说："欲知大道，必先为史。"历史是一个民族安身立命的基础，中华民族一向重视历史，"以史为镜"，在历史中积累经验、汲取智慧。中医作为中华民族优秀文化的重要组成部分，承载着中国人民同疾病作斗争的丰富经验和理论积淀。从先秦到清末，如此漫长的岁月里，中医学术经验之所以能够延续不绝，并不断有所成就，是因为同样历史悠久的医学传承起到了重要的作用。

在历史上，医学传承的方式包括私学传承和官学教育两种模式。中医的私学传承是指家传、师授和私人办学；官学教育包括中央官学和地方官学。本书应用断代研究方法，将中医的传承分成先秦、秦汉魏晋南北朝、隋唐、宋金元、明、清六个历史阶段进行编写，实事求是地对有关资料进行系统梳理和考证，尽力发掘与勾勒出我国传统中医传承的特点和规律。

先秦时期，家传师授是医学传承的主要途径，其传承内容比较宽泛，没有专化，而正是这些比较宽泛的经验传承，为后世中医学体系的形成提供了丰足的营养，决定了中医学的学术特点和发展方向。从"学在官府"到"学在四夷"的社会变动，在一定程度上为医学上的家传师授模式提供了可能。

秦汉至魏晋时期的中国医学仍然没有官学教育，医学传承在形式上以家传师授为主，在内容上表现为经验传承和观念传播。南北朝时期，医学官学教育初露端倪，经过隋唐的高度发展，到北宋时期达到顶峰。明朝和清前期的医学教育与宋元相比较变化不大。如果单独分析某一个时期的医学官学教育，大多都比较完备，但由于时代不同、社会背景不同、帝王相傅的喜好不同，而致每个时期的官学教育各有其特殊性。

晚清时期，随着西方列强的入侵，中国医学受到了西方医学的冲击，从此，中国就开始了两种医学并存的局面，如何认识和对待中西医学的关系、如何使中国传统医学在现代西方医学逐渐占主流的医学体系中传承下去，也就成了近代以来中国医学史、中国医学教育研究的中心问题之一。

以史为鉴，可以知兴替，反观千余年中医传承的历史，尽管官学教育一度成为社会主流，但是包括家传、师承、私淑等传承方式在内的师承授受也起到了相当重要的作用。尤其是在传承的连续性上，可以说，师承授受是中国医学绵延至今，又屹立不倒的重要法宝，即使在今天，师承教育仍有着借鉴价值。

本书的编写，试图给读者呈现出一个原汁原味的传统医学在自我发展过程中代代相传的历史风貌。由于个人能力有限，难免在编写过程中出现纰漏之处，恳请医学史和医学教育领域的专家同仁批评指正。

著者

2021 年 6 月

目录

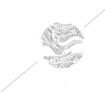

第三章　隋唐时期的医学传承　　// 40

第四章　宋金元时期的医学传承　　// 57

第一章

先秦时期的
医学传承

我国的原始社会，经历了一百多万年的漫长发展，可以分为原始人群和氏族公社两大历史时期。在氏族社会，曾出现人类历史上两次社会大分工，第一次是生产经济与攫取经济的分离，具体地说即采集、渔猎与农业、畜牧业的分离，这是原始社会的一场社会经济革命。第二次是进入父系氏族公社阶段以后，在生产发展的基础上，导致农业与手工业的分离。这一时期相当于传说中的三皇时期。在氏族社会晚期，由于生产的发展，原始社会出现了氏族首长总是从每个氏族的同一家庭中选出的习俗，在这里也造成了最初的部落显贵。随着部落联盟权力的不断增长，部落显贵的特权也不断增强。这一时期相当于传说中的五帝时期。

约公元前21世纪，夏朝建立，这是奴隶制社会的初创时期。400余年后，商汤灭夏桀，建立了商朝，这是我国奴隶制进一步发展的时期。到了商纣王时，商朝被商的属国周所灭，建立了周朝，史称西周，西周是奴隶制社会的全盛时期。西周末年，天灾人祸，周平王迁都洛邑，史称东周。东周可分为春秋（公元前770年～前476年）和战国（公元前475年～前221年）两个时期。

一、先秦时期的传承概述

先秦时期既是中国教育史的起点，也是中国各学术流派形成、传承的源起。先秦包括远古文化时期，夏、商、西周以及春秋战国三个历史阶段。

远古文化时期是中国教育的起源时期，相传经历了有巢氏、燧人氏、伏羲氏、神农氏（炎帝）、黄帝（轩辕氏）、尧、舜、禹等时代。这段时期没有文字，其文化传承主要是靠口耳相传进行的。

夏商两朝，奴隶制的产生最终促成了体脑的分工，而统治阶级对文化教育的重视、比较发达成熟的汉字系统，最终使教育脱离生产劳动而成为专门培养人的社会活动，这一变化的标志就是学校教育的产生。西周建立了从中央到地方大致连贯的学校体系，在此基础上，形成了以礼、乐、射、御、书、数为核心的"六艺"教育内容。"学在官府"是夏、商、西周教育的主要形式。在夏、商、西周三朝，始终没有私学的地位，这是世界教育史所仅见的。

春秋战国时期是社会大动荡的时代，也是教育剧变的时代，代表新兴地主阶级利益的士阶层建立了一种崭新的教育形式——私学，学校教育从官府移向民间。儒、墨、道、法等诸子百家站在不同的阶级或阶层的立场上，相互争鸣，而又相互吸收、补充，促进了教育思想的发展和教育经验的丰富，使得这一时期的教育思想呈现出前所未有的广度和深度。春秋战国时期造就了一大批卓有建树的教育思想家，如孔子、墨子、孟子、荀子、老子、庄子、商鞅、韩非等，还出现了如《论语》《孟子》《荀子》《老子》《庄子》《商君书》《韩非子》等记载了大量教育思想的典籍以及《大学》《学记》《中庸》等专门论及教育问题的论著，奠定了中国古代教育思想的基础。

然而，诸子百家的教育活动虽然是先秦时期教育的主要内容，但并不是全部的内容，因为这一时期还存在着诸如天文历法、地理、农学、医学、算学等科技教育，其教育形式被后世称为"畴人之学"，是指世袭制度下的职官性科技教育活动。

二、早期医学传承的形式

秦以前的医学传承并没有直接的文字记载，我们现在所见到的相关文献资料，绝大部分也并不是当时的实录和记述，借助考古学、文化人类学等学科的方法，依托教育和医学的发展历史可以探讨先秦时期的医学传承。

从教育史来看，作为保存、传递、积累经验的手段，主要是生活劳动中创造的工具（石器、陶器的加工和使用）和语言文字等，这些都是教育活动得以进行、教育内容得以传承的条件。实物工具是人类物质生产的工具，语言文字是精神生产工具（或心理工具）。无论是人创造的物质生产工具，还是精神生产工具，都体现了人类历史经验本身，体现了人在创造工具过程中形成、发展起来的能力。

原始社会没有文字，这是许多考古发掘所证明的事实。因此，可以认为原始社会教育主要是靠口耳相传进行的。口耳相传的教育除了在生产生活中进行外，有些原始部落还有成人向儿童讲故事的方式，这是典型的口耳相传的教育活动。而后来的文字，作为经验及记录经验、解释经验的符号，是人类保存、传递文化最理想的工具。医学教育作为教育的分支，特别是在早期，也必然依赖于这些符号系统。所以根据这些符号系统产生的时间，可以将西周以前的医学教育大致分为经验传承和巫医传承两个阶段。至春秋战国时期，由于"天子失官，学在四夷"（《左传·昭公十七年》）的影响，致使教育的主导权下移到民间诸子，医学教育也同样"学在四夷"，进入早期的师徒传承阶段。

（一）经验传承

经验传承阶段传承的内容仅仅是简单的经验，而较少赋予经验的解释，这可能出于两种原因：一是人类思维水平的限制，不能够对所取得的经验加以解释；二是人类生存条件的局限，生命还很脆弱，尚没有探索为什么的动力。经验传承主要发生在人类社会的早期，由于文字还没有产生，主要通过眼观、口说、耳听的方式。比如在采集食物时，小孩跟着大人去采集，大人采什么，小孩就采什么，大人就在采集实践中教会小孩懂得什么能吃，什么不能吃；哪种生吃，哪种熟吃；哪种有毒，哪种没毒等知识。由于对自然界的极端无知和饥不择食，人们常会误食一些有毒的植物而产生呕吐、腹泻，吃了瓜蒂、藜芦会导致呕吐。当然，人们有时也会因偶然食用了某些食物，而使原有的病痛得以减轻或完全消除。正是经过世世代代无数次这样的尝试和经验积累，人们才逐渐获得了一些辨别食物和毒物的知识。他们开始认识到哪些植物对人体有害，哪些植物对人体有益，并进而有意识地加以利用。这样便初步积累了一些植物药知识。这既是植物药的起源，也呈现出早期医药知识传承的大概情况。

在医学方面，至原始社会末期，也积累了较丰富的知识和技术。据我国民族学的调查，原始社会末期人们已掌握了关于蛇咬伤、箭伤、出血、扭伤、肿痛、刀伤、烧伤、痢疾、分娩、狂犬病等的治疗方法。这些经验的最初产生，在多数情况下可能仅仅是散在的发生，只不过在传承过程中逐渐集中到少数人那里。从而由"医食同源"过渡到"医源于圣人"，医药知识也由仅为集体行为的经验传承发展到开始由少数人集中掌握。所以涉及中国古代医学起源的文献，多将中医学的创立归功于传说中的中华民族始祖伏羲、神农、黄帝。关于这一点，多认为是崇古习俗使然，认为"世俗之人，多尊古而贱今，故为道者必托之于神农、黄帝而后能入说"（《淮南子·修务训》）。其实在医学经验的传承中，普通民众的医疗经验的积累和杰出人物的经验总结同样重要。

墨子也有"古者圣王制为节用之法，曰：凡天下群百工，轮车鞼匏，陶冶梓匠，使各从事其所能……古者圣王制为饮食之法……古者圣王制为衣服之法……古者圣人为猛禽狡兽暴人害民，于是教民以兵行……古者圣王为大川广谷之不可济，于是利为舟楫，足以将之，则止……古者圣王制为节葬之法……古者人之始生、未有宫室之时，因陵丘堀穴而处焉……于是作为宫室而利"（《墨子·节用第二十一》）的论述。将衣、食、住、行、用的创制归功于古者圣王，突出古者圣王在先民教化中的作用。伏羲、神农、黄帝在医学传承中的作用也类于此。那么如何评价古之圣人在早期的医学教育中的作用呢？我们似可从"圣"字的本义找到答案。

"圣"是"聖"的简化，在甲骨文中没有"聖"字。金文中，"聖"写作"耵"，见于《大保簋》铭文云"王伐录子耵"。

郭沫若《两周金文辞大系》认为："'耵'，古'聖'字，亦即古'聲'字，从'口'、'耳'会意。'聖'以'壬'声，字稍后起。'聲'字更属后起。"郭氏认为"耵"字从"口""耳"会意，与聲相通。在没有文字的时代，信息的表达者主要用口说话的方式发出，信息的获得者主要通过耳的听觉功能接受，以声音为媒介进行信息交流。殷代的太学称作瞽宗，西周大学中的东序为东学、瞽宗为西学、上庠为北学、成均为南学。"瞽宗，乐师，瞽蒙之所宗也，古者有道德者使教焉，死则以为乐祖，於此祭之"（《文献通考卷四十·学校考一》）。瞽宗，很可能是用口耳相传的方式进行历史传承的机构，由于这一机构的人员掌握着丰富的知识，便成了政教和祭祀的机构。因此在口耳相传过程中，能够获得大量生活经验、拥有大量生活经验、传承大量生活经验的人，也就有可能被称作圣人。因此，顾颉刚认为春秋以前的圣人，只是聪明人的意思，本没有什么玄虚的意义。《史记·扁鹊仓公列传第四十五》记载："光又属意于殷曰：'意好数，公必谨遇之，其人圣儒。'"其圣儒之"圣"即是指医道高明的意思。后人尊张仲景为"医圣"，也是这个道理。

伏羲、神农、黄帝与中医传承关系最为密切，在《史记》中没有伏羲的记载，而神农较略，黄帝最详。但他们似人似神，应该是当时聪明人的代表，对医疗经验的传承做出巨大贡献。所以，在中医药起源的传说中，才有伏羲制九针而有针灸，神农尝百草而有药物，黄帝论经脉而有医理等说法。

1. 伏羲氏

伏羲氏，一名庖羲氏，又名太昊，姓风，以木德王，据《帝王世纪》载："造书契，以代结绳之政，画八卦以通神明之德，以类万物之情，所以六气、六腑、五脏、五行、阴阳、四时、水火、升降，得以有象。百病之理，得以类推，炎黄因斯，乃尝味百药而制九针，以拯夭枉焉。"《路史·后纪》中也有太昊伏羲氏"尝草治砭，以制民疾"的说法。太昊即太皞，据史学家范文澜考证，他是原始公社时期居于我国山东境内的太皞族的酋长。而据考古发现，山东微山县两城山遗址出土的东汉画像石浮雕是带有浓厚神话色彩的针灸行医图，平阴县朱家桥商周遗址出土有骨针，城子崖龙山文化遗址出土有两种形制的灰黑色陶针。与《山海经·东山经》中"高氏之山，其上多玉，其下多箴石"和《黄帝内经·素问·异法方宜论》中"故东方之域，……其民食鱼而嗜咸，……其病皆为痈疡，其治宜砭石。故砭石者，亦从东方来"的说法与上相符。故似可认为伏羲氏时代使用针砭治病可能较为普遍。

2. 神农氏

神农氏，又称炎帝，因长于姜水，故姓姜。

《史记·五帝本纪第一》载："轩辕之时，神农氏世衰，诸侯相侵伐，暴虐百姓，而神农氏弗能征。"这里的神农氏已是权倾势衰、圣人疲态了。

据《淮南子·修务训》载："古者民茹草饮水，采树木之实，食蠃蚌（螺蚌之类）之肉，时多疾病毒伤之害。于是神农乃始教民播种五谷，相土地宜，燥湿肥饶高下，尝百草之滋味，水泉之甘苦，令民知所避就。当此之时，一日而遇七十毒。"神农氏教民采集食物和农业生产的同时，也教民草木之滋味。

《通志·三皇记》中也说："民有疾病，未知药石，乃味草木之滋，察寒温之性，而知君臣佐使之义，皆日尝而身试之。"其他如《世本》中云"神农和药济人"，《史纪纲要》中云"神农尝百草，始有医药"。《通鉴外纪》亦称："民有疾病，未知药石，炎帝始味草木之滋。……尝一日而遇七十毒，神而化之，遂作方书，以疗民疾，而医道立矣。"多言神农氏与本草知识的传承有关，尤其是"尝""味"两字，更好地诠释了早期医疗知识的经验获得途径，神农氏可能是将这些经验传承下去的重要人物。

3. 轩辕氏（黄帝）

相传黄帝为有熊氏少典氏子，姓公孙，名轩辕，因长于姬水，故又姓姬。

《史记·五帝本纪第一》谓"生而神灵，弱而能言，幼而徇齐，长而敦敏，成而聪明"，说明黄帝是一个非常聪明的人。黄帝时代，发明创造较多。

《古今医史》中说黄帝"仰观象于天，俯察法于地，……所以六气六腑、五行五脏、阴阳水火得以有象，而百病之理得以类推，为医道之圣祖"，《通鉴外纪》中说"上穷下际，察五色，立五运，洞性命，纪阴阳，咨于岐伯而作《内经》，复命俞跗、岐伯、雷公察明堂，究息脉；巫彭、桐君处方饵，而人得以尽年"。可以推断，如果说神农氏时代的医药知识还比较原始，而黄帝时代的医药知识已接近于理性知识。除我国现存较早的医学典籍《黄帝内经》冠以"黄帝"之名外，据《汉书·艺文志》的记载，这种依托"黄帝"之名的著作，还有已佚的《黄帝外经》37卷、《泰始黄帝扁鹊俞跗方》23卷、《神农黄帝食禁》7卷、《黄帝三王养阳方》20卷、《黄帝岐伯按摩》10卷、《黄帝杂子十九家方》21卷、《黄帝杂子步引》12卷、《黄帝杂子芝菌》18卷等。这些医籍虽皆系托名，但可以说明黄帝时代我国医学理论已经开始萌芽。

伏羲、神农、黄帝虽可能并非确有其人，但在中华民族先民中一定是有这样一类人，他们在智力上优于众人，掌握了某些生存、生活和防病治病的经验，并且应用他们的经验救世济人，因而为人们所推崇。其实智力条件也是后人一直着力强调的为医标准，正如徐大椿《医学源流论·医非人人可学论》所论："黄帝、神农、越人、仲景之书，文词古奥，搜罗广远，非渊博通达之人，不可学也；凡病之情，传变在于顷刻，真伪一时难辨，一或执滞，生死立判，非虚怀灵变之人不可学也；病名以千计，病症以万计，脏腑经络，内服外治，方药之书，数年不能竟其说，非勤读善记之人不可学也；又《内经》以后，支分派别，人自为师，不无偏驳，更有怪僻之论，鄙俚之说，纷陈错立，淆惑百端，一或误信，终身不返，非精鉴确识之人不可学也。故为此道者，必具过人之资，通人之识，又能屏去俗事，专心数年，更得师之传授，方能与古圣人之心，潜通默契。"

其中的"渊博通达""虚怀灵变""勤读善记""精鉴确识""过人之资，通人之识""专心数年"都是强调习医、为医者必须具备的先天的智力条件和后天的勤奋努力。

（二）巫医传承

1. 巫医产生的历史根源

人类随着医疗经验的逐渐积累，思维能力的逐步提高，开始注意各种过去熟视无睹的因果现象，经验的传承已经不单单是传承了，在传承的同时学会了观察和思考，开始思索"关于人同自然界的关系，或者是关于人与人之间的关系，或者是关于自己的肉体组织"，这几方面的问题，例如人与自然万物的关系怎样？人与人之间的关系又是怎样？尤其是人对自身的认识，生、老、病、死是怎么一回事？这些问题能够被提出来，标志着认识上的进步，表明人的思维已在探寻事物的普遍规律。但是由于当时生产水平很低，人们的科学知识极为贫乏，抽象思维很不发达。在经验和能力都十分有限的情况下，人们要思考重大问题只有借助于想象力，在幻想中构造关于世界的各种图式。

2. 巫医的历史演化

殷商时期对病因的理解，除了外伤性致病因素，诸如后来中医外感六淫、内伤七情等引起的疾病，都没有正确的认识。因此，一旦遇有诸如此类不知所由的疾病，就往往认为是神灵、鬼魂导致，在殷墟卜辞中就有这样的大量记载。

最初的巫者职责范围很广。后世占候、测验、厌禳、禬，至于兵家遁甲、风角、鸟占，与夫方士修炼、吐纳、导引、黄白、房中，一切荒菁妖诞之说，皆以巫医为宗。巫是掌管宗教、巫术、医药、天文历法、文字记录，从事星占、望气、占梦、卜筮的综合性人才。去疾治病也是巫的职责之一，最初的医生也就是由巫者充任、兼任的，也就是说巫者就是最早的医生。

《山海经·海内西经》中载有巫彭、巫抵、巫阳、巫履、巫凡、巫相等"神医"。《山海经·大荒西经》还说："大荒之中……有灵山，巫咸、巫即、巫盼、巫彭、巫姑、巫真、巫礼、巫抵、巫谢、巫罗十巫，从此升降，百药爰在。"其他如《世本·作篇》云："巫咸作医。"《管子·权修篇》云："好用巫毉。"

巫医以祝由、气功等为治病的主要手段。如《说苑·辨物》记载："吾闻上古之为医者曰苗父。苗父之为医也，以菅为席，以刍为狗，北面而祝，发十言耳。诸扶而来者，舆而来者，皆平复如故。"

虽然殷商巫医主要以巫而非医生的形象出现在社会上，但是他们毕竟是人类社会早期的知识分子，可以凭借其社会地位，凭借所掌握的文化知识，将最初的医疗活动和知识集中起来，予以思考，并加以整理，使之系统化，从而为后世医学能够从巫术中脱离出来、走上独立发展的道路提供了可能。如具有"古之巫书"之称的《山海经》，作为上古巫师从业的依据，本是巫教中的经典，该书中记载了大量的药物学知识；众所周知的甲骨文中更有许多关于疾病的记载。巫医对医疗和药物学知识的系统整理，使得上古的医药知识能够流传后世。在当时的条件下，巫医这一职责也是其他人所不能替代的。

直到西周以前，巫仍然活跃在社会政治舞台上，在国家政治中发挥很重要的作用。医在很大可能上仍然是由巫兼任的，而未见专门的医学人才任用培养的记载。

《尚书·洪范》中记载卜、筮在"稽疑"中仍起举足轻重的作用。同时，巫人直接参与医事活动。如徐春甫《古今医统》中称："巫彭初作周医官，谓人惟五谷、五药养其病，五声、五色视其生，观之以九窍之变，参之以五脏之动，遂用五毒攻之，以五药疗之，以五气养之，以五味节之，以祛百病。"所说的当是周初的情况。

在春秋战国时期有关于巫祝的记载，如《吕氏春秋·尽数》载："今世上卜筮祷祠，故疾病愈来。"由此可见，祝由术在春秋战国时期还是很盛行的。这一点在《史记》《黄帝内经》中也能觅得踪迹。

马王堆医书不仅保留了先秦时期大量的医疗验方，而且还保存了不少巫祝文献，《五十二病方》共载283方，主治五十二种病症，使用巫祝方的共有42方，占总数的14.8%，使用巫祝方法共治17种病症，占总数的33%。并且经常巫药并用，显示出由巫祝治病向医药治病的转变。

3. 巫医与医学传承

巫师也同原始的医学、数学、历史、文化有一定联系，他们常常利用这些知识为自己的宗教活动服务。所以进行巫术这种形式的宗教活动，尽管没有科学根据，但客观上也起着一定的社会教育的作用。巫师往往要借助一定的医药学知识和技术。在彝族毕摩（巫师）的经书中，就有《采药种药经》《献牲献药经》，这说明巫师起了保存、运用以至传授医疗、医药知识的作用。再如，图腾活动的文身，实际上也离不开必要的医学知识技术。普列汉诺夫曾揭示了这种关系，他说："十分可能，文身最初是从原始外科医疗的办法中发展出来的，……因为原始时代的医生往往是魔法师和巫师。"根据《周礼》的有关记载显示，相对于传统医巫混杂的局面来说，大概到西周中后期，医与巫祝之间已经有了相对明确的分业，医、巫祝分属于天官、春官掌管。如《周礼·天官·冢宰》载"医师掌医之政令"，《周礼·春官》载"司巫掌群巫之政令""大祝掌六祝之辞"。

《史记·扁鹊仓公列传第四十五》虽明言"信巫不信医，六不治也"，但也仅将"信巫不信医"排在最后。所描写的长桑君也颇有巫的风范。后世一直到明朝还将祝由科列入医学的专业设置，直到清朝才废除。说明医、巫之彻底分离也是个漫长的历史过程。

在殷商时期，医巫结合还是有利于中国医学的传承。中国医学发展到殷商时代，伴随着文字的产生，朴素的经验积累已无法满足人们对生老病死的探求，于是当时的最高知识分子巫就承担了这种使命，宗教的母体孕育了科学，科学在宗教的母体里生长、发育。又因为殷商时期的巫都是世袭的，如《史记》记载："昔在颛顼，命南正重以司天，北正黎以司地。唐虞之际，绍重黎之后，使复典之，至于夏商，故重黎氏世序天地。"所以医学才能够借助巫的世袭得以传承，同时医学知识伴随着巫的谱系教育得以延续发展。

（三）师徒传承

在中国医药学发展的历史长河中，师徒授受的师承教育形式曾经是培养中国医学人才的主要模式，也是中医中药得以延续和发展的主要因素。相传雷公师从黄帝，岐伯师从僦贷季，扁鹊师从长桑君等，表明中医学依赖师承教育形式，使先辈的丰富经验不断得以继承和发扬，推动了中医学术的发展。

1. 师徒传授的时代背景

夏商周时期，官府垄断着知识和教育资源，称之为"学在官府"。这一时期，由于医巫结合，医亦在官府，《周礼》虽言医巫分属《天官》《春官》，但天官、春官亦皆属于国家官制。西周末年，这种官学系统已形同虚设。随着周天子"共主"权力的丧失，一些"公室"也失去了生存的条件，"国学"也无法再继续维持下去，天子所设官学几乎消失殆尽，原先的国学教师亦纷纷流落他乡。例如，《论语·微子》篇中云："太师挚适齐，亚饭干适楚，三饭缭适蔡，四饭缺适秦，鼓方叔入于河，……"意思是说：乐官之长挚去了齐国，二级乐师干去了楚国，三级乐师缭去了蔡国，四级乐师缺去了秦国，打鼓的方叔移居黄河之滨……原先在西周国学中司礼乐的官员，四分五散，流落民间，自然是因为官学已经解体。

随着周天子权威的动摇、解体，学术逐渐下移于民间，并向"四夷"扩散。《史记·历书》中云："幽、厉之后，周室微，陪臣执政，史不记时，君不告朔，故畴人子弟分散，或在诸夏，或在夷狄，是以其禨祥废而不统。"这里虽然说的是天文历法学科从"官府"到"四夷"，其实也包括医学在内的其他学科，其特点是由周天子独家经营，变为诸侯各国举办；由"诸夏"扩散到"四夷"；学术发生了私学化的质变。

2. 早期的医学师承世系

最早的中医学师承关系当属黄帝世系。"黄帝"一词最早见于齐青铜器《陈侯因咨敦》铭文。其中说："陈侯因齐曰：皇考孝武桓公，恭哉，大谟克成。其唯因齐，扬皇考昭统，高祖黄帝，迩嗣桓、文，朝问诸侯，合扬厥德……"据郭沫若《十批判书》考证，文中"陈侯因齐"就是齐威王（公元前 378 年～前 343 年在位），"桓公"即其父陈侯午，也就是稷下学宫的开创者。稷下学宫是战国年间私学荟萃之地，是诸子百家进行学术争鸣、交流、融合的场所。各学派大师几乎无不曾到此游学，他们在稷下讲学授徒，著书立说。《史记·田敬仲完世家》云："宣王喜文学游说之士，自如邹衍、淳于髡、田骈、接予、慎到、环渊之徒七十六人，皆赐列第，为上大夫。不治而议论，是以齐稷下学士复盛，且数百千人。"据刘向《别录》记载，当时到稷下游学的著名学者，还有宋钘、尹文。稷下学宫的创设，吸引了四方学者，使齐国成为战国时期的文化中心。既繁荣了私学，推动了教育，又培养了一批文化学术的有生力量。

奠定了中医学理论基础的经典著作《黄帝内经》，是春秋战国直到汉代中期几百年间所形成的医学专著。

黄帝时代的医生，传说有僦贷季、岐伯、雷公、桐君、俞跗等人。

相传僦贷季为岐伯之师，精脉。《黄帝内经·素问·移精变气论》有"上古使傲贷季，理色脉而通神明，合之金木水火土、四时、八风、六合，不离其常，变化相移，以观其妙，以知其要"的记载。

岐伯为黄帝时的大臣，又是传授黄帝医药知识的师长。相传黄帝使岐伯尝草木，编著医病经方，才有传世的"本草""素问"等书。《帝王世纪》中载："岐伯，黄帝时臣也。帝使岐伯尝味草木，典主医药，经方《本草》《素问》之书咸出焉。"晋皇甫谧在《针灸甲乙经》序中称："黄帝咨访岐伯、伯高、少俞之徒，内考五脏六腑，外综经络、血气、色候，参之天地，验之人物，本之性命，穷神极变，而针道生焉。"后世沿称业医者为"岐黄传人"。

岐伯又被尊称为岐天师，意为懂得修养天真的先知先觉。张志聪在《黄帝内经素问集注》卷一中称："天师，尊称岐伯也。天者，谓能修其天真。师乃先知先觉者也，言道者上帝之所贵，师所以传道而设教，故称伯曰天师。"

雷公相传为黄帝弟子。也为黄帝时臣，善医。《路史》有"黄帝极咨于岐、雷而《内经》作"的记载。

桐君也为黄帝时医，对药物很有研究，《古今医统》说他"识草木金石性味，定三品药物，以为君臣佐使"，曾撰《药对》（一云《药性》）4卷及《桐君采药录》3卷。陶弘景《本草经集注序录》中说："桐君者，黄帝时臣也。撰《药对》四卷及《采药录》，说其花叶形色，论其君臣佐使相使，至今传焉。"

俞跗为黄帝时代的外科医生，手术甚精。《史记·扁鹊仓公列传》和《说苑》皆有他精湛的治病记载。

上述诸人虽不都有严格的师徒关系，但他们共同探讨医学，促进了医学的进步。

历史上有明确记载师承关系的是《史记·扁鹊仓公列传》："扁鹊者，勃海郡郑人也，姓秦氏，名越人。少时为人舍长。舍客长桑君过，扁鹊独奇之，常谨遇之。长桑君亦知扁鹊非常人也。出入十余年，乃呼扁鹊私坐，间与语曰：'我有禁方，年老，欲传与公，公毋泄。'扁鹊曰：'敬诺。'乃出其怀中药予扁鹊：'饮是以上池之水，三十日当知物矣。'乃悉取其禁方书尽与扁鹊。忽然不见，殆非人也。扁鹊以其言饮药三十日，视见垣一方人。以此视病，尽见五藏症结，特以诊脉为名耳。"

这里的长桑君与扁鹊的师徒关系很是神秘，还带有神话的痕迹。扁鹊的学生有子阳、子豹（《史记·扁鹊仓公列传》），子同、子明、子游、子仪、子越（《韩诗外传》），子容、子明（《说苑》），子明、子仪、子朱（《周礼疏》），学生队伍已有相当规模了。

师承教育，是随着有很强技艺传授性行业的发展需求而逐渐形成的。在漫长的薪传过程中，师承教育日趋成熟。

三、先秦时期医学传承的内容

先秦时期之所以能开后世医学教育的先河，不仅是其传承方式对秦汉以后多有借鉴，更在于其为后世奠定了丰富传承内容。

许半农在《内经研究之历程考》中说："中国医学以哲学、心理学、气象学、社会学为四大柱干。"说明中医学不是单独发展的。尤其是在中国古代医学尚未形成完整学术体系的先秦时期更是如此，中医学尚蕴含于同时代的传统学术，并与其是同步发展的。如果没有比较发达的古代文化作为基础，没有古代传统学术的发展作为前提条件，中医药学的发展和传承几乎是不可能的。

（一）疾病学和药物学的发展

先秦文献中有很多关于疾病和药物的记载，这些内容虽然分散、不系统，但足可以觅得中国古代医学的踪迹。为后来中医学学术体系的建立，奠定了基础。

1. 甲骨文中的疾病记载

所谓甲骨文，是指刻在兽骨（主要是牛的肩胛骨）和龟甲上的文字。殷墟甲骨文是三千多年前我国历史上商朝后半期统治阶级（以商王为代表）祭祀的占卜文，也就是商朝后半期的文字。殷墟甲骨文所涉及的内容十分广泛，其中有不少反映医学特别是多种疾病的内容。

据不完全统计，在殷墟出土的十多万片龟甲兽骨中，涉及到疾病记载的有 323 片、415 辞。在这些卜辞中，包括 720 多种疾病名称（近来有学者统计归纳为 34 种疾病），如疾首、疾目、疾耳、疾自（鼻）、疾口、疾齿、疾舌、疾言、疾胸、疾腹、疾手、疾肘、疾肠、疾止（足病）、疾骨、疾子（小儿病）、疾育（产科病）、奶执（奶头堵塞不通）等。几乎囊括了内、外、妇、儿、五官各科的疾患。殷商时期尚无医学的分科，大部分疾病是根据病痛部位来命名的。

除了根据疾病部位命名之外，也有一些是根据生理功能失常或某种具体症状来命名的。如疾言，是指喉咙部位的疾患，但甲骨文中并无疾喉的说法，而是根据喉咙嘶哑、发声困难，因之引起语言障碍等情由，故以疾言命名。此外像"病软"，是指浑身无力；"病旋"，是形容头晕目眩，有如天旋地转，都是根据症状特征来命名的。还有一些疾病既不反映患病部位，也不反映具体症状，而是根据不同的患病对象来命名的。如"疾子"，系指小儿患病；"疾育"，则是妇女在胎产过程中的疾患。尤其值得注意的是，有的病名与病因直接相关，如甲骨文关于疟、疥、蛊、龋等病的记载就是如此。说明早在殷商时代，人们对疟疾和疥疮已有粗略的认识。

甲骨文卜辞中又有"疾年""雨疾""降疾"等记载，是说有的年份疾病很多且流行很广，有的因久雨而导致疾病流行，有的是天降疫疾，实际上是对多发病、流行病和传染病所作的一种古朴的形容。

甲骨文还谈到了个别病的治疗，如"疒，用鱼"和"瘧（疟），秉枣"。意即用鲜鱼治腹病，用大枣治疟疾，说明当时对疾病的治疗正处在摸索阶段。

2. 先秦典籍中的疾病记载

在《诗经》《尚书》《周易》等古籍中，对热病、昏迷、浮肿、顺产、逆产、不孕等已有初步的了解。仅《诗经》一书就涉及病名几十种（有学者统计为40多种），有的还讲了病因，如《诗经·小雅·小弁》："踧踧周道，鞠为茂草，我心忧伤，惄焉如捣。假寐永叹，维忧用老，心之忧矣，疢如疾首。"《诗经》中所提到的疾病有指明其生病部位的，如心瘝（心痛）、首疾（头痛）、瘏口（口腔疾患），有特指某病的，如微尰，指浮肿；瘵即痨瘵，指肺病；瘅，指黄病或劳病；瘨，指狂病。也有泛指疾病的，如痡、痻、瘁、疚、劬劳等。此外，如"劳心忉忉""劳心怛怛""哀我小心，瘝忧以痒"等，实际上都是指的情志病。

《左传》中亦记载过若干病名，如《左传·定公十三年》中说："三折肱知为良医。"所谓折肱，系指手臂肱骨折断的骨伤科疾病。《左传·哀公十四年》："有陈豹者，长而上偻，望视。"意即陈豹其人个子高大，但身躯佝偻（驼背），而且远视。《左传·隐公元年》："庄公寤生，惊姜氏，故名曰寤生，遂恶之。"此处的"寤"当释为悟，逆悟之意，谓庄公系逆产而生，故惊吓其母，因而厌恶之。《左传·隐公三年》："卫庄公娶于齐东宫得臣之妹，曰庄姜，美而无子。"此指庄姜得了不孕症。

《论语·雍也》："伯牛有疾，子问之，自牖执其手，曰："亡之，命矣夫。斯人也而有斯疾也！斯人也而有斯疾也！"伯牛即孔子弟子冉耕。包咸注曰："牛有恶疾。"何谓恶疾，注疏未做交代。《淮南子·精神训》："子夏失明，冉伯牛为厉。""厉"者，癞也，即麻风病，这在古代是一种十分可怕的传染病。孔子对伯牛的病极其同情，因而发出了"斯人也而有斯疾也"的感叹。可以说，《论语》是最早记载麻风病的文献。此外，在《礼记》一书中，还有瘖、聋、侏儒等症的记述。

在先秦的地理著作《山海经》里，曾经记载120多种药物和30多种疾病。该书已能根据发病的特点，提出一些比较固定的病名，如痔、疥、瘫、疽、痤、癣、瘕、瘿、痹、风、疟、狂、痴、瘤、瘘、瘅、胕（浮肿）、疣、蛊、疠、惑、厥、眯、眴目、嗌痛、心痛、腹痛及疫疾等。其中大部分是内科疾患，包括传染病、消化系统疾病、精神神经病和心肾病等，也有若干外科或五官科疾患。

3. 药物学的滥觞

古代常常把"药"字和"毒"字联系在一起，甚至可以互相取代。如《周礼·天官》中说："医师掌医之政令，聚毒药以供医事。"又说："凡疗疡，以五毒攻之。"此处的"毒"，就是指药。

为什么称"药"为"毒"呢？这大概反映了当年发现药物的过程是经历了许多中毒反应的。如《淮南子·修务训》所说："神农……尝百草之滋味，水泉之甘苦，令民知所避就。当此之时，一日而遇七十毒。"所谓"一日而遇七十毒"者，谓每天七十次遇毒害也，极言其中毒反应次数之多，并非实指的具体数字。因此，服药呈现中毒反应，不仅成了司空见惯的平常事，还被视为正常的甚至是必然的现象。《尚书·说命》就曾说过："若药弗瞑眩，厥疾弗瘳。"意思是说，如果服药不出现中毒反应，疾病反而不容易痊愈。这大约是古人服食乌头之类药物的直接体验和总结。揆其情理，古人发现药物的途径主要有二：一是在寻找食物的过程中逐渐发现了药物，故有"药食同源"之说；二是为了治病而有意识地服食某些植物、动物和矿物，经过失败和筛选，找到了对证的药物，于是不断总结成功的经验和失败的教训，因而逐渐积累了药物学知识。

许多食物，同时也是药物。《黄帝内经·素问·五常政大论》中说："谷肉果菜，食养尽之。"谷肉果菜既是食物，后来又大多成了本草书中的药物。正因为寻找食物是经历了风险的，所以古人特别重视食禁，尤其强调在服药时要禁吃某些食物。我国很早就有食禁专书流传，如《汉书·艺文志》曾经载录《神农黄帝食禁》七卷，可惜已经失传。马王堆医书也很重视食禁，如帛书《五十二病方》的"令金伤毋痛"方指出"治病时，毋食鱼、彘肉、马肉、龟……"又在"脉者"（脉痔）方中说"服药时禁毋食彘肉、鲜鱼"等。诸如此类，对后世都是很有影响的。

古人在直接寻觅药物时，同样付出了巨大的代价。鲁迅先生说："大约古人一有病，最初只好这样尝一点，那样尝一点，吃了毒的就死，吃了不相干的就无效，有的竟吃到了对证的就好起来，于是知道这是对于某一种病痛的药。这样地积累下去，乃有草创的纪录，后来逐渐成为庞大的书，如《本草纲目》就是。"在先秦典籍中，涉及方药知识的文献不少，反映了我国草创时期的方药学水平。如《山海经》，甚至有学者认为它是"我国最古的本草"。

4.《诗经》中的药用动植物

《诗经》不仅在中国文化传承上具有重要的地位，甚至在孔子时代就成为孩童学习自然知识的教材。《论语》季氏篇："尝独立，鲤趋而过庭。曰：'学《诗》乎？'对曰：'未也。''不学《诗》，无以言。'鲤退而学《诗》。"孔子之所以认为"不学《诗》，无以言"，主要是因为《诗经》蕴含着丰富的自然知识。尤其是植物学知识更被后世医家所重视，如元代时认为"为医之必须通晓天地运气、本草药性，运气则必当洞晓易道之玄微，药性则博通《毛诗》《尔雅》之名物"。强调学习《诗经》对于通晓本草药性的意义。

《诗经》是我国现存最早的诗歌总集，共收集自西周至春秋中叶大约500年间的诗歌305篇，分为风、雅、颂三部分。该书采用比兴手法，曾记载植物178种，动物160种，共计338种，其中具有药用价值的动植物有100多种。这些药用动植物后来有不少被载录本草文献中。

现将《诗经》所载药用动植物列举如下：

在药用植物方面，如《诗经·国风周南·芣苢》："采采芣苢，薄言采之。"芣苢，即车前草，可以清热利尿。马王堆帛书《养生方》载有"车践"，同样指的是车前草。《葛覃》："葛之覃兮，施于中谷。"葛即葛藤，其根名葛根，能发表解肌，宣毒透疹，生津止渴。《卷耳》："采采卷耳，不盈顷筐。"卷耳即苍耳，其全草能散风湿，通鼻窍，消肿毒；其种子曰苍耳子，功同全草，还可止痛、杀虫；其根能敷治疮痈。《桑中》："爰采唐矣……爰采葑矣……"唐，唐蒙，即菟丝子，可治伤续断，补不足，益气力，壮筋骨，肥健人。马王堆帛书《杂疗方》亦载有菟丝子。葑即蔓菁，又名芜菁或大头菜，能治食积不化及热毒风肿等。《载驰》："陟彼阿丘，言采其蝱。"蝱即贝母，可以止咳化痰，清热散结。《伯兮》："焉得谖草，言树之背（北）。"谖草即合欢，又名忘忧草，《神农本草经》言其"令人欢乐无忧"。《中谷有蓷》："中谷有蓷，暵其乾矣。"蓷即益母草，全草入药，可治月经不调及疮疡肿毒；其子名茺蔚子，可活血调经，还有凉肝、明目等功效。《溱洧》："赠之以芍药。"马王堆帛书《五十二病方》亦载有芍药。芍药既是观赏植物，又是常用中药，分赤、白两种。赤芍药活血祛瘀，清热凉血；白芍药养血敛阴，缓急止痛，各有妙用。《采苓》："采苓采苓，首阳之颠。"苓即甘草，《五十二病方》同样载有甘草。甘草可以补中益气，清热解毒，润肺止咳，还可以调和诸药，故大部分方剂中都配有甘草。到马王堆医书，已将甘草当作药物使用了。

（二）阴阳五行哲学思想的发展

先秦哲学的产生和发展始终都是以先秦自然科学为基础的。随着社会的进步，人们认知能力的提高，在天文、数学、化学、医学、农学等科学实践中进行了哲学的思辨并得出一般规律性的认识，借以进一步指导自然科学的进程。先秦的阴阳五行哲学思想亦不例外，一方面它从医学等自然科学中汲取营养，加以哲学的提炼；另一方面，它又成为医学理论发展的一大影响力量。

1. 阴阳学说

阴阳观念起于何时，已难以确考。甲骨文中有阳字，是日光照射之处；阴字在甲骨文中尚未确认为何字。《诗经》中言阴 9 处，言阳 18 处，而阴阳连用仅一见。《大雅·公刘》言："既景乃岗，相其阴阳。"到山岗上测日影，看其是背阳还是向阳。这表明，阴阳概念可能起于在农业生产中对自然现象的观察。推而言之，则可能与太阳崇拜有关。阴阳观念的起源，另一方面可能与生殖崇拜有关。阴阳及其符号在《易经》《易传》中为男女两性及男女生殖器的表象，可资为证。阴阳概念的起源，无论是农业生产中对自然现实的观察，还是与太阳崇拜和生殖崇拜相关，其初起时都可能是比较具象化的，而不是高度抽象的概念。

阴阳被用来解释自然和社会现象的变化，出现在西周末年。周太史伯阳父用阴阳来解释"三川皆震"的原因，并预言"国必亡"。伯阳父所讲的阴阳，是"天地之气"。阳被阴所压而不能出，失其所而镇阴，则有地震。地震导致川源塞，遂使"民乏财用"，故国家将亡。或谓伯阳父之言是后人的编造，因其与汉代以阴阳五行言灾异有惊人的相似之处。其实不然，伯阳父之论国家将亡，根据是自然界的变化会导致"民乏财用"，而不是认为自然界的变化本身预示着国家社会的吉凶。这和汉代以阴阳五行讲灾异是不同的。伯阳父之论和周内史叔兴讲陨石和六鹢退飞是"阴阳之事"而"吉凶由人"的观点是一致的。伯阳父用阴阳关系解释地震，视阴阳为对立统一而应当有序的"天地之气"，阴阳已经从具象化的概念上升为具有一定抽象性的范畴，而具有极强的解释能力。

阴阳在春秋时期不仅被用来解释自然，并以此推论人事，而且被用来作为解释人事的基础。《国语·周语下》载伶州鸠论钟乐言："夫政象乐，乐从和，和从平，声以和乐，律以平声。金石以动之，丝竹以行之，诗以道之，歌以咏之，匏以宣之，瓦以赞之，革木以节之。……于是乎气无滞阴，亦无散阳，阴阳序次，风雨时至，嘉生繁祉，人民和利，物备而乐成，上下不罢，故曰乐正。"阴阳二气的观念，是伶州鸠论乐的基础。乐之正，符合阴阳的序次，故能使气无积滞之阴，消散不藏之阳。阴阳既是自然之运行，也是人事之基础，因而可以成为联结天道与人事的中介。《国语·越语下》载范蠡论用兵之道："天道皇皇，日月以为常。明者以为法，微者则是行。阳至而阴，阴至而阳，日困而还，月盈而匡。古之善用兵者，因天地之常，与之俱行。后则用阴，先则用阳，近则用柔，远则用刚。后无阴蔽，先无阳察，用人无艺，往从其所。刚强以御，阳节不尽，不死其野。彼来我从，固守勿与。若将与之，必因天地之灾，又观其民之饥饱劳逸以参之。尽其阳节，盈吾阴节而夺之。宜为人客，刚强而力疾；阳节不尽，轻而不可取。宜为人主，安徐而重固；阴节不尽，柔而不可迫。"用兵要以天道为法则，要顺天道而行。天道之体现，在阴阳、日月之运行。阴阳、日月的运行规律，就是天道。用兵是先动还是后动等，都有用阴用阳之别。在此，阴阳与天道、日月，与先后、刚柔、主客，都有对应的关系。阴阳不再是具象化的概念，而是能够用来解释天道与人事各个方面抽象化的范畴。

春秋时期，人们用阴阳来解释自然现象、战争以及人事，也用其解释人的生理疾病。《左传昭公元年》记医和论疾病之生云："天有六气，降生五味，发为五色，徵为五声。淫生六疾。六气曰阴、阳、风、雨、晦、明也，分为四时，序为五节，过则为灾。阴淫寒疾，阳淫热疾，风淫末疾，雨淫腹疾，晦淫惑疾，明淫心疾。"阴阳是六气中的二气。六气与五味、五色、五声、四时、五节都是相联系的，阴气、阳气的过度，都会导致疾病的产生。

阴阳观念至春秋末叶应当说已经有比较大的发展，阴阳逐渐由普通的名词上升为概念和范畴。春秋及此前的阴阳概念，归结起来主要有这样几层意思：阴阳的区分是阳光能否照射到；阴阳是天地之中的二气；阴阳二气是对立统一的，其运动变化有自身的秩序，如果失序则会产生异常的自然现象和生理疾病；阴阳的运动变化是天道的体现，可以通过阴阳的变化来把握天道，并用之于人事；阴阳与远近、刚柔、男女等存在着对应关系，与五味、五色、五声、四时、五节都是相联系的。因而，阴阳观念在春秋时期已经具有比较丰富的内容。

儒、道、墨三家中，儒、道两家较为重视阴阳问题。墨家只讲到"阴阳之和，莫不有也"（《墨子·辞过》）；"四时调，阴阳雨露也时"（《墨子·天志中》）。墨家对阴阳的理解还停留在一般层次上。儒家的《论语》《孟子》都未论及阴阳问题，但《易传》是以阴阳学说为基础建立起来的。道家，老子讲"万物负阴而抱阳，冲气以为和"。庄子认为"阴阳者，气之大者也，道者为之公"。阴阳的对立统一，"交通成和"而生成万物；强调"阴阳调和"；并认为人的喜怒哀乐之情、行事之成否，都与阴阳有关。在马王堆帛书《黄帝四经》中，则有以"敬授民时"和"阴阳刑德"为主的四时教令思想。这些，都是对阴阳理论的进一步发展。阴阳成为中国古代解释宇宙自然和社会人生的重要范畴，阴阳观念的深远影响，多半应归于先秦儒道两家。

2. 五行学说

五行学说的起源和五行最初具体的所指，现在已经很难考证。依文献论，若以《尚书·甘誓》为夏代的遗文，则可以说夏代已经有"五行"观念。《甘誓》中言："有扈氏威侮五行，怠弃三正，天用剿绝其命。"这里所谓的"五行"所指为何，《甘誓》没有说明，后世注家有水、火、木、金、土和仁、义、礼、智、信两说。梁启超认为是"五种应行之道"，与后世五行学说没有任何关系。如果以《尚书·洪范》为西周初年的作品，那么可以说以"五行"指水、火、木、金、土至迟在周武王时期已经定型。若据《洪范》中箕子所谓天赐给禹"洪范九畴"而论，则"五行"又与夏代有很大的关系。但是，五行是否起源于夏代，而发展于商，基本定型于周初，实难以确证。五行学说可能起源于夏初，也可能更早或更晚。

《洪范》论五行，其排列是按相克的顺次，即水、火、木、金、土，但未言五行胜生之理，而是将五行的属性与五味相对应。其言："水曰润下，火曰炎上，木曰曲直，金曰从革，土爰稼穑。润下作咸，炎上作苦，曲直作酸，从革作辛，稼穑作甘。"这里，"润下"等是五行的属性，而"咸"等则是五行之味。五行显然不只是五种物质，而是五种元素。整个世界都是由这五种元素构成的，而且万物都可以与这五种元素对应起来。人若是把握了这五种元素，就把握了这个世界的构成规则。因此，禹依五行而治水、治天下都取得了成功，是因为由此五行而把握了世界的构成规则。这就是依五行而五事修，而有"庶征"。《洪范》的第二畴是五事，第八畴是"念用庶征"。庶征即是自然界的表征："曰雨，曰旸，曰燠，曰寒，曰风。五者来备，各以其叙（序），庶草蕃芜。"五事修则五行顺，而有这五种吉祥的象征。这表明，《洪范》论五行不仅是讲五种物质，而且与世界的构成和人事都是相关的。然而，五行之间的关系如何，五行与五事和庶征之间的关系，《洪范》均未论及。五行还是简单的构成论与对应关系。

《洪范》的产生时间不易确定，其产生于战国初期或末期均有可能。然而，五行观念在西周末年和春秋时期已经流行则为事实。《国语·郑语》记史伯之言曰："夫和实生物，同则不继。以他平他谓之和，故能丰长而物归之，若以同裨同，尽乃弃矣。故先王以土与金、木、水、火杂以成百物。"史伯没说五行，但土、金、木、水、火之论，有五行之实。这用以生成百物的材料的五行，就是五种物质。如果确定史伯为周幽王时的太史，那么可以说五行观念在西周晚期已经由构成论而变为生成论。

五行是五种物质，《左传》中有相关记载。《左传·文公七年》中说："六府三事，谓之九功。水、火、木、金、土、谷，谓之六府；正德、利用、厚生，谓之三事。"《左传·襄公二十七年》中说："天生五材，民并用之，废一不可。"《左传·昭公十一年》中说："譬之如天，其有五材，而将用之，力尽而敝之。""五材"即五行，而以五材论五行，则五行就是五种物质。《尚书大传》言："水火者，百姓之所饮食也；金木者，百姓之所兴作也；土者，万物之所资生也，是为人用。五行即五材也。"这五种物质材料加上谷，就是"六府"。五种物质，民并用之而废一不可。故《左传·昭公二十五年》记子产语曰"用其五行"。五行由天生，而属地，即史墨所谓"天有三辰，地有五行"（《左传·昭公三十二年》）。由此而上溯，可以说五行观念之源起于人们在日常生活中对物质及器物的运用。人们从日常生活所用、所接触的各种物质中抽离出五种最密切、最重要者，是为五行。

五行为五种常用而重要之物质，故在祀典之列，而有专职的官员负责祀奉。《国语·鲁语上》载："凡禘、郊、祖、宗、报，此五者，国之典祀也。加之以社稷、山川之神，皆有功烈于民者也。及前哲令德之人，所以为明质也。及天之三辰，民所以瞻仰也。及地之五行，所以生殖也。及九州名山川泽，所以出财用也。非是不在祀典。"地之五行，是民众用以生产之物，而有功用于民，所以在祭祀之列。这种对五行的祭祀，其实就是自然崇拜。由自然崇拜而来的祭祀，在制度化之后，官守各司其职事，负责祭祀五行的官守，就是"五行之官"。《左传·昭公二十九年》记蔡墨之言曰："夫物，物有其官，官修其方，朝夕思之，一日失职，则死及之。失官不食，官宿其业，其物乃至。……故有五行之官，是谓五官，实列受氏姓，封为上公，祀为贵神。社稷五祀，是尊是奉。木正曰句芒，火正曰祝融，金正曰蓐收，水正曰玄冥，土正曰后土。"五官是掌五行之官，五行方面的知识与事务为其所掌握。因而，五行观念的发展与官学、五行与术数方技都有密切的联系。

3. 阴阳与五行的合流

阴阳学说和五行学说在春秋时期各自发展，两者并未结合在一起。依现在所能见到的文献来看，论阴阳者未论五行，论五行者也未论阴阳。秦医和论阴阳与人的生理疾病时虽然讲到五味、五色、五声、四时、五节，但不是阴阳五行说，只是阴阳说。阴阳与五行，大抵是两个不同的系统，两者解释对象和方式都有所不同。阴阳学说主要是从变易的角度揭示宇宙万物和人间事物的变化与推动的力量，主要属于生成和变易问题；五行学说则主要是从构成和功用方面揭示宇宙万物的构成材料和元素，主要属于构成和质料的问题。阴阳与五行也可能是属于同一个更大的系统，两者的解释对象都以自然世界和自然现象为主，都为"羲和史卜"之类的官守所职掌。阴阳家和五行家都属于祝宗卜史一类，然正如陈振孙在《直斋书录解题》中所言，《汉志》所言的阴阳家与五行家，一者论理，一者论数。换言之，阴阳学说重在事物之理的探求，而五行学说重在数术方技，一重物理，一重实用。因而，阴阳学说与五行学说之结合，在春秋时期和战国之初虽有可能，但可能性并不大。

阴阳学说与五行学说之合流，而成为阴阳五行说，始于何时何人难以确证。梁启超谓："春秋战国以前，所谓阴阳，所谓五行，其语甚希见，其义极平淡。且此二事从未尝并为一谈。诸经及孔、老、墨、孟、荀、韩诸大哲皆未尝齿及。然则造此邪说以惑世诬民者谁耶？其始盖起于燕齐之方士，而其建设之，传播之，宜负罪责者三人焉：曰邹衍，曰董仲舒，曰刘向。""义极平淡"之论不确，而"二事从未尝并为一谈"则可能属实。阴阳五行说起于燕齐之方士，而邹衍有建设传播之功也可能是符合事实的。换句话说，邹衍在将阴阳学说与五行学说结合在一起的过程中起到了很大的作用乃至于关键作用，但阴阳五行说之起并不是自邹衍始。

阴阳五行说无论是否起于燕齐之方士，都与齐学有关的。在《管子》一书中，阴阳学说和五行学说都有不同程度的发展，而阴阳五行学说也已正式出现。《管子》中涉及到阴阳学说、五行学说和阴阳五行学说的各篇主要可分成三类。第一类，论阴阳而没有提到五行，主要是《乘马》《势》《侈靡》《形势解》四篇。这四篇的主旨都是强调要顺从阴阳变化的规律，静作得时，赏罚合节。阴阳在不同的时令和季节，盈虚升降不同，而这正是为政令和定赏赐刑罚的依据。四时教令的阴阳思想在此发展得更为细致。第二类，论五行而没有提到阴阳，主要是《水地》和《地员》两篇。《水地》论水德，而提到五味、五脏、五内、五色等五行的范畴。《地员》则是以五行为本，将各类土质及适宜生长何种植物与农作物做了详细分类。第三类，阴阳与五行并论，其中《宙合》《揆度》《七臣七主》《禁藏》部分渗透了阴阳五行思想，而《幼官》《四时》《五行》《轻重己》四篇则将阴阳学说与五行学说初步整合为一体。

《幼官》等四篇的阴阳五行说，是以阴阳学说为基础，而配以五行相生为序的图式。《四时》言："阴阳者，天地之大理也；四时者，阴阳之大经也；刑德者，四时之合也。刑德合于时则生福，诡则生祸。"阴阳是天地的根本之理，四时体现了阴阳消长的规律。刑德的根本在阴阳，"阳为德，阴为刑"；德主春夏，刑配秋冬，刑德为四时之合，即"德始于春，长于夏，刑始于秋，流于冬"。春夏秋冬四时，分别与四方、四气、四德等相配，而每一季又各有"五政"。《五行》讲："通乎阳气，所以事天也，经纬日月，用之于民；通乎阴气，所以事地也，经纬星历，以视其离。通若道然后有行，然则神筮不灵，神龟不卜，黄帝泽参，治之至也。"以阴阳之说为根本，再以五行配五方、五时。这两篇，都是非常明确地将阴阳作为基础，而将时令和农事政教等按五行排列起来。《幼官》和《轻重己》虽然没有明确地讲阴阳是基础，但其纲领乃是四时教令的阴阳思想。

阴阳学说与五行学说结合的关键点，是五行与时令如何结合。时令的推移，由阴阳的消长盈虚；五行如何能够体现阴阳的变化，需要通过五行与时令的关系来说明。《幼官》等四篇对五行与时令的结合，提出了两种不同的方式。《幼官》和《四时》是以方位与时令的结合来解决五行与时令结合的问题。《幼官》据各段中"此图居……"，则全篇文字的安排是按方位分布为图形状的。东方配以"八举时节"的春季；南方配以"七举时节"的夏季；西方配以"九和时节"的秋季；北方配以"六行时节"的冬季；中央配以"五和时节"，不占天数。《四时》的基本图式是："东方曰星，其时曰春，其气曰风，风生木与骨。其德喜赢，而发出节时。其事……"；"南方曰日，其时曰夏，其气曰阳，阳生火与气。其德施舍修乐。其事……"；"中央曰土，土德实辅四时入出，以风雨节，土益力。土生皮肌肤，其德和平用均，中正无私，实辅四时"；"西方曰辰，其时曰秋，其气曰阴，阴生金与甲。其德忧哀，静正、严顺，居不敢淫佚。其事……"；"北方曰月，其时曰冬，其气曰寒，寒生水与血。其德淳越、温恕、周密。其事……"这两种图式，大同小异，而存在的问题都是五方的中央方位与四时的问题。两者对这一问题的解决方式具有共通性，就是以中央土为贯通于四时之中，或"辅四时入出"。《五行》的方式，不再是《幼官》《四时》的"播五行于四时"，以五行来合四时，而是将一年分成五个七十二日，由五行分掌，即"睹甲子，木行御，天子出令，……七十二日而毕"；"睹丙子，火行御，天子出令，……七十二日而毕"；"睹戊子，土行御，天子出令，……七十二日而毕"；"睹庚子，金行御，天子出令，……七十二日而毕"；"睹壬子，水行御，天子出令，……七十二日而毕"。这种分法，形式上较为完整，但打乱了人们通常的四时观念。

从《幼官》等四篇来看，阴阳学说与五行学说已经合流，而成为阴阳五行学说。这一结合，是在邹衍之前完成的，还是在邹衍之后，抑或这四篇就是邹衍的遗文，现在都难有定论。《幼官》等讲阴阳五行说的四篇，从整体上看还是比较粗糙的，五行与时令的结合这一关键问题并没有处理妥当，因而可能是出现在邹衍之前或与其并时。

四、结论

先秦时期，家传师授是医学传承的主要途径，其传承内容比较宽泛，没有专化，而正是这些比较宽泛的体系，更有利于吸纳当时各学科的知识内容，从而为后世中医学体系的形成提供了丰足的营养，决定了中医学的学术特点和发展方向。从"学在官府"到"学在四夷"的社会变动，在一定程度上左右了早期的师承关系。

第二章

秦汉魏晋南北朝时期 的医学传承

公元前221年，秦灭六国，统一了中国，建立了封建中央集权的君主专制国家。由于秦王朝的横征暴敛、残酷压迫和严厉的思想统治，终致民怨沸腾，于公元前209年爆发了农民大起义。两年后，秦王朝覆灭。公元前206年，刘邦被封为汉王。公元前202年，刘邦称帝于长安，国号汉，史称西汉。汉承秦制，初期采取休养生息的政策，提倡农桑，轻徭薄赋，社会趋向稳定，封建经济得到恢复和发展。西汉末年，土地兼并日益严重，阶级矛盾激化，结果爆发了绿林、赤眉起义，西汉帝国终于灭亡。汉宗室刘秀于公元25年称帝，定都洛阳，史称东汉。东汉后期，豪强地主势力膨胀，土地兼并日趋严重，加上宦官、外戚集团争夺权利的斗争，公元184年爆发黄巾军起义，东汉政权逐渐瓦解。其间，出现了群雄并起、逐鹿中原的局面，各军事集团经过20余年战争，最后形成魏、蜀、吴三国鼎立的局面。公元220年曹丕代汉，公元265年司马炎代魏。公元280年，晋武帝司马炎灭吴，统一中国，建立了晋朝，史称西晋。公元316年，西晋为匈奴贵族建立的汉国所灭，五胡十六国逐鹿中原。

公元317年，司马睿在建康（今江苏南京）重新建立起偏安一隅的晋政权，史称东晋。公元420年，东晋大将刘裕废东晋，建立宋朝。此后，南方经历了宋、齐、梁、陈四朝，称为"南朝"。北方混乱的各国，也为鲜卑拓跋氏统一，建立起北魏王朝。后又分为东、西魏，西魏又为北齐、北周所取代，史称"北朝"。

一、秦汉魏晋南北朝时期的教育概述

秦汉魏晋南北朝是中国封建社会从"大治"到"大乱"的重要历史时期，也是我国封建教育制度逐步建立和发展的时期。封建统治者经历了从"焚书坑儒"到"无为而治"、再到"独尊儒术"这样一个历史否定之否定的艰难曲折过程，终于探索到了适合中国封建社会经济基础的文教政策——独尊儒术，罢黜百家。由于儒家思想适合中国封建社会的国情，因而为汉以后历代统治者所尊奉，即使在魏晋南北朝时期，受到佛、道的强烈冲击，最终都没能动摇它的统治地位。

秦朝是中国历史上第一个统一的封建国家，秦朝的教育政策也是与其政治的统一相适应，实行"书同文""行同伦""设三老以掌教化""颁挟书令""禁游宦"和"禁私学，以吏为师"等。"书同文"是推行文字统一，促进文化趋同，为后世包括中医学在内的各门学术的发展奠定了基础。"行同伦"是促进各民族的伦理趋同，融合各族的风俗习惯。"颁挟书令""禁游宦"和"禁私学，以吏为师"的政策是为了禁止"以古非今"的分封主张。秦朝实行严刑酷法的同时，也注意到人民进行教化的重要性，在每乡设置"三老"，担负这种责任，但始终没有建立官学。既禁私学，又无官学，所以私学也是禁不绝的。

汉朝开国60多年后，特别是汉武帝采纳了董仲舒"兴太学""重选举"和"独尊儒术"的建议，实行崇儒的教育政策，并在元朔五年（公元前 124 年）开始创办太学，为五经博士置弟子员（太学学生）50 人，这是汉代正式成立太学之始。相比较而言，商周时代我国虽然可能已经有了太学的初步形式，但严格地说，以传授知识、研究专门学问为主要内容的最高学府，是从汉武帝时创立的太学开始的。

汉代的官学系统除了太学外，还有鸿都门学、四姓小侯学郡国学，郡国学是地方官学。除了官学系统外，在先秦时期繁荣的私学在汉代也很兴盛。其办学层次和规模，有经师大儒自办的"精舍""精庐"等授徒教学；有教儿童的小学，称为"学馆""书馆"或"书舍"等。汉代的选士是由郡国察举，即所谓"乡举里选"。"独尊儒术"政策对取士的影响就是察举中考试经术的成分逐渐增加。西汉孝廉不需考试，而东汉孝廉需要考经术。

魏晋南北朝时期，由于长期的封建割据战争以及复杂的阶级矛盾，官学属于时兴时废、若有若无的状态。一般地说，这个时期的官学是衰废的，只有个别朝代或个别地区的学校短期内比较发达一些。晋咸宁四年初立国子学，这是我国古代于太学之外专为士族子弟另设国子学之始，这是士族享有政治、经济、社会各种特权反映在教育上的结果。

南朝刘宋元嘉十五年（公元 438 年）建立四个学馆（儒学、玄学、史学、文学）。到元嘉十九年正式恢复国子学。秦始六年（公元 470 年）立"总明观"，分设玄、史、文、儒四科。

拓跋珪统一北方建立北魏，结束了北方的混乱局面。《北史·儒林传序》载："道武（即拓跋珪）初定中原，虽日不暇给，始建都邑，便以经术为先，立太学，置五经博士，生员千有余人。"北魏特改国子学为中书学，立教授博士。道武帝天兴二年（399 年），北魏置五经博士，增国子太学生员至三千人。太和十九年（495 年），立国子学、太学、四门小学于洛阳，四门学始此。

汉代的察举选士到了三国时期，由于士族势力已经形成，政权须得士族的支持，所谓的察举亦失去了乡里清议的作用。于是产生了"九品中正"取士制度。所谓九品，前三品限于士族，为上品；四品以下为下品，从寒门选出，下品不能升入上品，形成"上品无寒门，下品无世族"的局面。九品中正选士制度始于三国的曹魏，盛于两晋，至南北朝时衰落，至隋废除。

二、秦汉时期的医学发展与传承

秦汉时期是我国科学文化较为发达的时代，在医药学方面取得了显著的成就。不但涌现出了一批著名的医家，而且产生了一批医书，为中医药学的传承奠定了基础。

（一）各科成就与医学传承

在医学发展中，内、外科进展突出。在医学基础理论的指导下，奠定了以伤寒、内科杂病、外科等为主的临床医学各科的基本格局。华佗创用麻沸散施行外科手术，虽然其方药、操作技术失传，但它在学术思想上启迪了外科医家。张仲景的《伤寒杂病论》在外感热病和内科杂病等辨证论治方面的理论与实践，被历代医家奉为圭臬。《伤寒杂病论》所载方剂及方剂学理论，被尊为众方之祖。以《神农本草经》为代表，集东汉以前药物学术经验之大成，对历代本草学和方剂学的传承与发展有着深远的影响。针灸的技术，在《黄帝内经》《黄帝八十一难经》中已积累了丰富的经验和理论认识，并产生了扁鹊、华佗、涪翁、郭玉等针灸大家。

（二）出土医书与医学传承

20世纪70年代以来，从古汉墓中相继出土了一批医书，这些医书的出现既反映了当时的医学发展水平，又为医学传承留下了宝贵的文字资料。

1. 马王堆汉墓医书

1972年初至1974年初，在长沙东郊马王堆发掘了三座西汉古墓，在三号墓出土了一批帛书和竹木简。帛书共20余种，其中古医书有10种，包括《足臂十一脉灸经》《阴阳十一脉灸经》甲本、《阴阳十一脉灸经》乙本、《脉法》《阴阳脉死候》《五十二病方》《却谷食气》《导引图》《养生方》《杂疗方》《胎产书》；竹木简200支，全部是医书，包括《十问》《合阴阳》《天下至道谈》《杂禁方》等4种，其中《杂禁方》是木简，其他皆为竹简。这些医书的成书年代大约在战国至秦汉之际，于汉文帝12年（公元前168年）随葬的。

2. 江陵张家山汉墓医书

1983年底至1984年初，在湖北江陵张家山M247、M249、M285等3座西汉前期墓葬中，相继发现了大批竹简。墓葬年代为汉代吕后至文帝初年，这是继马王堆汉墓出土医书后，又一次重大的医学考古发现。其中以M247出土的竹简最多，达1000余支。医学方面的著作有两种，《脉书》和《引书》。

3. 武威汉墓医书

1972年11月，在甘肃武威县旱滩坡发掘了一座东汉早期的古墓，经鉴定，墓主人可能是一位年长的医生，随葬品包括医药简牍92枚，其中木简78枚，木牍14枚，保存了较完整的医方30余首，还有鸠首杖、五铢钱等。初名《武威汉代医简》，但因简中有"治百病方"的字样，遂改名为《治百病方》。

（三）四部经典与医学传承

秦汉时期《黄帝内经》《黄帝八十一难经》《神农本草经》《伤寒杂病论》等四

部经典医书的出现，标志着中国医学学术体系建立。

1.《黄帝内经》

《黄帝内经》简称《内经》，包括《素问》《灵枢》两部分，原书各 9 卷，每卷 9 篇，各为 81 篇，合计 162 篇，是我国古代早期的一部医学总集。值得一提的是，《黄帝内经》中所引用的古代医书多达 20 余种，如《上经》《下经》《揆度》《奇恒》《从容》等。说明在《黄帝内经》成书之前，已有更古的医学文献存在于世。《黄帝内经》的问世，在医学发展史上，起到了承前启后的传承作用。

2.《黄帝八十一难经》

《黄帝八十一难经》，简称《难经》，成书于西汉末期至东汉之间。在中医基本理论和临床方面丰富了祖国医学的内容，徐灵胎在《医学源流论》中称："《难经》补《内经》之所未发，此盖别有师承，足与《内经》并垂千古。"特别提到师承，且认为与《黄帝内经》不是一派。

3.《神农本草经》

《神农本草经》，简称《本草经》或《本经》，是我国现存最早的药物学专著。它集东汉以前药物学大成之作，系统地总结了秦汉以来医家和民间的用药经验，不仅为我国古代药物学奠定了基础，对后世药物学的传承起到了重要作用。

4.《伤寒杂病论》

作者张仲景（约公元 150～219 年），名机，南郡涅阳（今河南省邓州市穰东镇，一说今南阳市）人。年轻时曾跟从同郡张伯祖学医，"勤求古训，博采众方"，刻苦攻读《素问》《灵枢》《难经》《阴阳大论》《胎胪药录》等古代医学文献，并结合当时医家及自己长期积累的医疗经验，撰成《伤寒杂病论》。

四部经典医书的出现，全面地总结了秦汉以前的医学成就，而且为后世中医学的传承与发展提供了理论基础。

（四）医案的出现与医学传承

西汉的淳于意在继承前人学术经验的基础上，记录了诊治患者的姓名、身份、籍里、性别、病名、病因、脉证、诊断、治疗、预防等信息，成为最早的医案。医案的记录是研究认识疾病和总结经验的一项重要方式。在"诊籍"中，无论治愈与否，或医者失误，皆如实记载，反映了早期医案淳朴可鉴的学术风格，为后世医家书写医案提供了范本。

三、秦汉时期的医学教育

这一时期没有政府主导的医学教育，以家传或师承为主要方式的私学是存在的。

（一）秦代的医学制度

春秋战国时代，秦国的医生技术高超在各诸侯国中是比较闻名的，在《左传》《庄子》《尸子》和《韩非子》都可以见到褒扬秦医的记述。韩非曾引用当时流行的一句谚语，叫做"秦医善除"。秦之良医辈出，医缓、医和、医眴即为其代表人物。这可能与秦国执行比较开放的政策，善待各国客秦的人才有关。

秦统一后仅历二世，但秦朝的医事制度较完整地继承了春秋战国时期秦国医药学的优秀传统，许多制度因秦的统一而得以确立，从而影响后世医制典章。秦在医学事业兴盛的基础上，形成了较为系统的官医制度。

1. 太医令

春秋战国时期的秦国即有太医令之设。《史记·扁鹊仓公列传》中有"秦有太医令李醯"的记载。扁鹊见秦武王之事，见载于《战国策》。司马迁在《史记·扁鹊仓公列传》中则言："秦太医令李醯自知伎不如扁鹊也，使人刺杀之。"由此可见至迟在秦武王（公元前311年～公元前307年在位）时，已经设此职官。史载秦武王二年"初置丞相"，使秦之中央统治机构更趋完善，或许在这时候健全了中央医政机构。《通典·职官七》载："秦有太医令丞，亦主医药，属少府。"少府为九卿之一，在少府下设有六丞，太医令丞为其中之一。

2. 卫生保健职官的设置

《通典·职官八》中记载："秦置六尚，谓尚冠、尚衣、尚食、尚沐、尚席、尚书。"衣、食、住、寝、沐浴等有关卫生保健事项之料理，有人专职其事，给国君服务。

3. 侍医

《战国策·燕策》及《史记》均载有秦之"侍医"，并且记载的是同一件事。《史记·刺客列传第二十六》载：

……荆轲逐秦王，而卒惶急，无以击轲，而以手共搏之。是时，侍医夏无且以其所奉药囊提荆轲也。秦王方环柱走，卒惶急，不知所为，左右乃曰："王负剑！"负剑，遂拔以击荆轲，断其左股。……已而论功，赏群臣及当坐者各有差，而赐夏无且黄金二百镒，曰："无且爱我，乃以药囊提荆轲也。"

秦始皇逃过一劫未必与夏无且以药囊提荆轲有直接的关系。但可以看出，侍医与秦始皇存在较为亲近的关系。

（二）秦始皇对医学教育的影响

1. 秦始皇信任"术士"对医学传承的影响

据《史记·秦始皇本纪第六》记载，秦始皇热衷于寻求长生不死的仙药，从而对"术士"非常信任。秦始皇派术士寻仙求药共有三次。从焚书"所不去者，医

药、卜筮、种树之书"到"悉召文学方术士甚众，欲以兴太平"。可以看出秦始皇
比较信任术士，对术士技术的要求又比较高（秦法：不得兼方，不验，辄死），术
士的危机感也较重，竞争也较激烈（秦始皇以前发生过"秦太医令李醯自知伎不如
扁鹊也，使人刺杀"的事件）。这种情况客观上促进了包括在方术之中的医学的繁
荣和传承。

2. 秦始皇"焚书坑儒"对医学教育的影响

据《史记·秦始皇本纪第六》记载，秦始皇三十四年（公元前213年）丞相李
斯建议："非秦记皆烧之。非博士官所职，天下敢有藏《诗》《书》百家语者，悉诣
守尉杂烧之。……所不去者，医药、卜筮、种树之书。"秦始皇采纳了李斯的建议，
颁布了焚书法令。

秦始皇三十五年（公元前212年），因迁怒于卢生逃跑事件，御史悉案问诸生，
诸生传相告引，乃自除犯禁者四百六十余人，皆坑之咸阳，使天下知之，以惩后。
下令在咸阳活埋了不满秦政的儒生和方士460余人，这就是"坑儒"。

虽然"医药之书"不在焚禁之列，但是，由于我国医学的基础理论与古代哲学
思想有着千丝万缕的联系，所以焚书也使医学理论的发展受到影响。

（三）汉代的医学制度

西汉时期，太医令丞是地位最高的医官。当时，太医令丞有太常与少府的区
别，以太常太医令丞和少府太医令丞为主干，西汉中央政府的医职形成了两个
系统。

少府系统。《汉书·百官公卿表》云："少府，秦官，掌山海池泽之税，以给供
养，有六丞。其属官有尚书、符节、太医、太官、汤官、导官、乐府、若卢、考工
室、左弋居室、甘泉居室，左右司空、东织西织，东园匠。"少府太医主要为宫廷
医疗服务。少府太医令丞属职有太医监、侍医、女医、乳医、尚方和本草待诏。其
中，太医监权力颇大，昭帝时权臣上官桀妻父便任用其心腹充国为太医监。侍医有
两种称谓，即侍医和医待诏。《汉书·王嘉传》中有"使侍医伍宏等内侍案脉"，
《汉书·董贤传》中有"云后舅伍宏以医待诏"。女医专门服务于皇后、公主等皇室
女性成员。《汉书·孝宣许皇后传》中云："女医淳于衍者，霍氏所爱，尝入宫侍皇
后疾。"《霍光传》中云："显爱小女成君，欲贵之，私使乳医淳于衍行毒药杀许
后。"颜师古注曰："乳医，视产乳之疾者。"可见，此职专司产科方面疾患。

太常系统。《汉书·百官公卿表》云："奉常，秦官，掌宗庙礼仪，有丞。景帝
中元六年（公元前144年）更名太常。属官有太乐、太祝、太宰、太史、太卜、太
医令丞。"当时的太医令丞，相当于后世太医院使，其内部有分工，负责与管理方
药者各司其职，管理方药者又有典须方药和本草待诏之分。典领方药侧重于方剂的
研制，以供宫廷方药之需。而本草待诏则主要为皇家采集各种药材，这些人不像典

领方药官职稳定，用时被征诏上来，又随时可能被裁减。

诸侯国医制基本仿照中央而略有不同，设有太医令丞、太医、侍医、尚方等。如《史记·扁鹊仓公列传》记载："齐王侍医遂病，自练五石服之。"遂是齐王的侍医，与仓公同时，仓公曾为之诊病。此外，还有典医丞、医工长等不见于中央医制的医职。典医丞的职责不可确考。在汉代，医工泛指一般医者，但在诸侯国中，医工则专门服务于诸侯王。河北满城中山靖王刘胜墓曾出土刻有"医工"字样的铜盆，是服务于刘胜的医工所专用的医疗器皿。医工长总管众医工，其职责略同于中央的太医监。

新莽时期设有太医尚方。《汉书·王莽传第六十九中》载："翟义党王孙庆捕得，莽使太医、尚方与巧屠共刳剥之，量度五藏，以竹筳导其脉知所终始，云可以治病。"东汉时期中央政府内的两套医制发生了变化。太常所属的太医令丞被删汰，仅在少府中设立太医令丞。名医郭玉即曾为此官，《后汉书·方术列传》载："郭玉者，广汉雒人也……和帝时，为太医丞，多有效应。"少府之下有太医令丞一人，六百石，"掌诸医"。太医令下除设有专门负责诊治疾病的员医 293 人，员吏 19 人外，还有药丞、方丞各一人，"药丞主药，方丞主方"。侍医的分工更为细密，增设了三种药职：中宫药长、尝药监和尝药太官。中宫药长为皇族患者调配药剂。尝药监和尝药太官的设置则是"君有疾，臣先尝之"的封建伦理观念的实践。东汉朝廷明确规定：在皇帝、太后病重时尝药监等要先行尝药，而且要超过应服药量的十分之二，以确保患者安全。太医令所需药物由各地贡献，如应劭在《贡药物表》载："谨遣五官孙艾贡茯苓十斤，紫芝六枝，鹿茸五斤，五味一斗，计吏发行，辄复表贡（《太平御览》卷九八四，中华书局影印本）。"

由此可见，东汉太医药府中的藏药由上计吏负责贡献。而汉制，"岁尽遣吏上计"，说明郡国每年年终要向太医令贡送一次药品。此外，如皇族成员因病缺少某种药物，太医令则要及时差人去购买。如汉顺帝时皇太子有疾，便遣人"下郡县出珍药"。

在中央官职中均配有数额不等的属医，掌管该职中官吏的医疗事宜：廷尉，一人官医；卫尉，一人官医；太仆，一人官医；大鸿胪，五人官医；中正，一人官医；大司农，一人官医；少府，一人官医。同时，掖庭承担起部分女医职责。《后汉书·百官志》载："掖庭令一人，六百石。本注曰：宦者。掌后宫贵人采女事。左右丞、暴室丞各一人。本注曰：宦者。暴室丞主中妇人疾病者，就此室治；其皇后、贵人有罪，亦就此室。"

东汉地方官医体制大体沿袭西汉，但有两点不同：一是增设了医曹吏一职；二是地方官医不再隶属中央官医系统，改由地方官医管理。

汉代的医疗机构已逐渐形成。西汉时的"乳舍"，相当于产院。据《太平御览》记载："汝南周霸，字翁仲，为太尉掾。妇于乳舍生女，自毒无男。时屠妇比卧得男，因相与私货易，禅钱数万（《太平御览》卷九八四，中华书局影印本）。"汝南、颍川均为汉代州郡，而更大一些的州郡及都市也可能设有乳舍，并且乳舍的产妇中有屠夫之妻，说明产院并不专为统治阶层而设。

汉代为了控制流民，在疫病大流行期间曾设立过临时医院。如《汉书·平帝经》记载，元始二年（公元 2 年）"郡国大旱，蝗，……民疾疫者，舍空邸第，为置医药"。元嘉元年（151 年）京师疫病流行，朝廷派光禄大夫与太医巡视疫情。在社会动荡、政权不稳的情况下，这些临时防治疫病的组织也难以设置。

（四）汉代医学的传授形式：师承关系

师徒传承是中国医学传承的一种重要方式，在两汉期间传承线索也更明晰，如仓公师徒之间的传承、郭玉师徒之间的传承、张仲景师徒之间的传承、华佗师徒之间的传承。

1. 仓公师徒之间传承

《史记·扁鹊仓公列传》中记载：

太仓公者，……少而喜医方术。高后八年，更受师同郡元里公乘阳庆。庆年七十余，无子，使意尽去其故方，更悉以禁方予之，传黄帝、扁鹊之脉书，五色诊病，知人死生，决嫌疑，定可治，及药论，甚精。受之三年，为人治病，决死生多验。

其后因"左右行游诸侯，不以家为家，或不为人治病，病家多怨之者"而被告发，西传至长安，应文帝诏问而自述曰受术于公孙光、杨中倩。又云：

临菑人宋邑，邑学，臣意教以五诊，岁余。济北王遣太医高期、王禹学，臣意教以经脉高下及奇络结，当论俞所居，及气当上下出入，邪逆顺，以宜镵石，定砭灸处，岁余。菑川王时遣太仓马长冯信正方，臣意教以案法、逆顺、论药法、定五味及和齐汤法。高永侯家丞杜信喜脉，来学，臣意教以上下经脉、五诊，二岁余。临菑召里唐安来学，臣意教以五诊、上下经脉、奇咳、四时应阴阳重，未成，除为齐王侍医。

如此，公乘阳庆、公孙光、杨中倩与仓公，仓公与宋邑、高期、王禹、冯信、杜信、唐安之间皆是明晰的师徒关系。

2. 郭玉师徒之间传承

《后汉书·方术列传》中记载：

郭玉者，广汉雒人也。初，有老父不知何出，常渔钓于涪水，因号涪翁。乞食人间，见有疾者，时下针石，辄应时而效。乃著《针经》《诊脉法》传于世。弟子程高寻求积年，翁乃授之。高亦隐迹不仕。玉少师事高，学方诊六微之技，阴阳隐侧之术。和帝时，为太医丞，多有效验。

如此，涪翁、程高、郭玉之间也构成师徒关系。

3. 张仲景师徒之间传承

《襄阳府志》中记载：

张机，字仲景，南阳棘阳人，学医于同郡张伯祖，尽得其传。灵帝时，举孝廉，官至长沙太守。少时与同郡何颙客游洛阳。颙谓人曰：仲景之术精于伯祖。

如此，仲景之医是上承张伯祖。

4. 华佗师徒之间传承

《三国志·魏书·方技传》中载：

华佗，字元化，沛国谯人也，一名旉。游学徐土，兼通数经……佗临死，出一卷书与狱吏，曰："此可以活人。"吏畏法不受，佗亦不强，索火烧之……广陵吴普、彭城樊阿皆从佗学。普依准佗治，多所全济。佗语普曰："人体欲得劳动，但不当使极耳……吾有一术，名五禽之戏……"普施行之，年九十余，耳目聪明，齿牙完坚。阿善针术……阿从佗求可服食益于人者，佗授以漆叶青黏散。

《佗别传》载：

吴普从佗学，微得其方。魏帝呼之，使为禽戏，普以年老，手足不能相及，粗以其法语诸医。

《古今医统》载：

李当之，华佗弟子，少通医经，得佗之传，尤为精工。

因此，华佗与吴普、樊阿、李当之间构成师徒关系。

5. 汉代医学传承的特点

总结汉代上述师承关系，可见有两个特点：一是传术，二是传书。当然两者不可能截然分开。

医术是汉代医学传承的重要内容，如仓公跟随公孙光，"居有间，公孙光间处"；跟随公乘阳庆学习三年，"受读解验之，可一年所。明岁即验之，有验，然尚未精也。要事之三年所，即尝已为人治，诊病决死生，有验，精良"。而宋邑、高期、王禹皆跟随仓公学习一年多。郭玉跟随程高，"学方诊六微之技，阴阳隐侧之术"。张仲景"学医于同郡张伯祖，尽得其传。……仲景之术精于伯祖"。吴普、樊阿都跟随华佗学习，普擅五禽之戏，阿善针术。

除了医术的传承外，还有医学书籍的传承，如仓公从公乘阳庆处受"黄帝、扁鹊之脉书，五色诊病及药论书"，"脉书上下经、五色诊、奇咳术、揆度阴阳外变、药论、石神、接阴阳禁书"；从公孙光"悉得禁方"。陈邦贤认为，我国医学从战国以迄东汉是禁方流传时期。禁方就是秘密的医方。少数医方，操在巫或方士手中，或极少数人的手中，如公孙光、公乘阳庆之流。所以《黄帝内经·灵枢·禁服》记载："此先师之所禁坐私传之也，割臂歃血之盟也。"不但方为禁方，即诊断疾病，知生死，决嫌疑，定可治的医学书籍，亦列入于禁书之列。可见，关于医学书籍的传承，《史记》记载得比较详细。此外，《后汉书》中也记载涪翁将《针经》《诊脉法》传于弟子程高，华佗也想将所著书籍传与人。

除了传术、传书外，在《史记》中还体现出因材施教、兼顾原有的知识水平和爱好的教育思想。如仓公有六个学生，但所传授的内容各不相同。宋邑主要学习五诊；高期、王禹本是太医，到仓公这里主要学习经络针砭；冯信正方，主要学习方药；杜信喜脉，主要学习脉学和诊法；唐安主要学习诊法和经络。

汉代医学传承虽不多见，但其特点已显现，为后世医学传承建立了成功范例。

（五）汉代的官学、私学对后世医学教育的影响

1. 汉代官学与后世医学教育的关系

汉代太学传经，有一定师承传授关系，不能混乱，这就守师法和家法。经师传经，如不严守师法、家法，便不能进太学做博士，即使当上了博士也有被赶出太学的可能。汉代博士各以师法、家法教授，虽然对于儒家经业的专门研究起了一定的促进作用，但是各立门户，互相排挤，易生保守之风。

在教学方式上，由于太学生数量较多，博士教授较少，那时写书又很难，教学只有从师口授，高年级学生教低年级学生的方式。所以皮锡瑞认为"至一师能教千百人，必由高足弟子传授"。

在官学中讲师法、高足弟子参与教学，这是汉代官学的一大特点，这一特点与后世中医学的师承授受颇为相似。

2. 汉代私学与后世医学教育的关系

中国古代私人教学或私学教育有着悠久的历史。春秋末期，孔、墨两家冲破"学在官府"的限制，首开私人讲学之风；战国时，百家争鸣，私学更盛。秦代禁私学，但禁而不绝。

汉初私学伊始，即承绪战国之遗风，显示出各学派之间相互吸收、融合的趋势。汉代经师大儒凡得不到从政或任博士机会的，即从事私人讲学。也有很多名儒边做官边收录弟子，罢官还家仍然讲学授徒。如西汉的董仲舒在晚年辞官后，就在家专门著书讲学。东汉的王充一生大半时间都是在乡里著书教学。

独尊儒术之后，儒家经典是学者求取利禄所必读的书籍，而当时得书甚难，"训诂句读，皆由口授"，习经必须求师。当时私学之盛，虽因官学名额有限，并非人人可入，更重要的是私学教授如上面列举的多属当代经师鸿儒，跟着他们学习，一方面有利于学业的精进；另一方面也有利于以后的仕途出路。

汉代私学学生求学，分著录弟子与及门受教两种，所谓"著录弟子"即在名儒、学者门下著其名，不必亲来受业，所以著录弟子能多至万人，这便是后世"拜门"的开始。及门受教的弟子往往也有数百或上千之多。他们的教授方法往往是使高业弟子转相传授，如西汉董仲舒"弟子传以久次相授业，或莫见其面"。东汉马融"常坐高堂，施绛纱帐，前授生徒，后列女乐，弟子以次相传，鲜有入其室者"。

郑玄师事马融时，"融门徒四百余人，升堂进者五十余生。融素骄贵，玄在门下，三年不得见，乃使高业弟子传授于玄"。

汉代私学中表示师徒关系的"及门受教""著录弟子"到后世也为中医学师徒授受所应用。

私家传授经学的，主要是古文学派的经师。古文学派讲求名物训诂，注重考证，虽有烦琐的流弊，但比今文经学派的偏重微言大义切实。这对于当时的学风起了较好的影响。这些是私学和官学在当时青年中和社会上产生的不同影响。古文学派这种训诂考据的治经方法，后世名之为"汉学"，以别于"宋学"（即理学）探求性理的治经方法。古文学派注重名物训诂，对于中国后来医学典籍的整理及对待中医经典的态度有较大的影响。

两汉经学对于中医学传承的影响不是直接的、显见的，但是起到了参照作用。谢利恒先生说："《曲礼》云：医不三世，不服其药。孔疏引旧说云：三世者，一曰黄帝针灸，二曰神农本草，三曰素女脉诀，又云夫子脉诀。此盖中国医学最古之派别也。其书之传于后世者，若《灵枢经》则黄帝针灸一派也，若《本经》则神农本草一派也，若《难经》则素女脉诀一派也。其笔之于书，盖亦在周秦之际，皆专门学者所为也。针灸之有黄帝，本草之有神农，脉诀之有素女，犹之仲尼所祖述之尧舜、宪章之文武也；其笔之于书之人，则祖述宪章之仲尼也。其传承派别可以推见者，华元化为黄帝针灸一派，张仲景为神农本草一派，秦越人为素女脉诀一派。仲景之师，元化之弟子，皆著见于载籍。《史记·扁鹊列传》载其所治诸人，多非同时，或疑史公好奇，不衷于实，不知扁鹊二字，乃治此一派医学者之通称，秦越人则其中之一人耳。此其各有师承，犹两汉之经师也。特医学之显不及儒术，故其传授世次不可得而考耳。"这里虽是探讨医学流派的渊源，但也揭示了经学对师承的影响。

3. 鸿都门学的设立对后世医学学校的影响

鸿都门学是一种研究文学艺术的专门学院，因校址设立在洛阳的鸿都门，所以名叫鸿都门学。鸿都门学在学习内容上与太学相反，专门学习辞赋、小说、尺牍、字画，以与太学学习经学对抗，因此士族猛烈地攻击鸿都门学，要求灵帝取消它。例如代表士族的蔡邕，就曾上书灵帝请他"忍而绝之"，尚书阳球也起来反对，请求"愿罢鸿都之选，以消天下之谤"。这种反对的理由，表面上是认为"夫书画辞赋，才之小者，匡国理政，未有其能"；但实际上是在维护儒家经术的独尊地位，维护太学的垄断地位，从而维护士族的政治地位。

从教育上看，鸿都门学提倡文学艺术的研究，并且提拔出身微贱的豪强，是有一定进步意义的。世界上的专门大学，特别是专门的文学艺术大学，当以鸿都门学为最早。汉灵帝能不顾反对，打破以儒家经典为大学唯一的教学内容的观念，毅然办起这样一个新大学，这不能不说是对教育上的一个贡献。这就突破了"独尊儒术"政策的藩篱，把学校的概念从儒家经典式扩大到非经典式。到刘宋时期出现了"四馆"学和总明观，而不仅仅是儒学了。梁武帝天监四年（505 年），开五馆，立国学，置五经及律学博士各一人。又将律学纳入官学。这些都为后来隋唐设立包括医学在内的专门学校开辟了道路。

4. 汉代蒙学对后世医学蒙学的影响

汉代启蒙教育的场所主要是"书馆"，教师称"书师"，学生学习的是字书，目的在识字。东汉学者王充八岁出于书馆，附近学童入馆就学者百人以上。幼童八九岁入学。《后汉书·承宫传》称王充"少孤，年八岁为人牧豕。乡里徐子盛者，以《春秋经》授诸生数百人，宫过息庐下，乐其业，因就听经，遂请留门下"。

西汉元帝时（公元前 48 年～公元前 33 年）史游撰字书《急就篇》，它继承了《苍颉篇》的传统，省去其中的一些难字、古字，只选用了其中两千多个正字（即常用字），以三言、四言、七言为韵语，编成《急就篇》识字课本。该书至今仍完整地保存着，成为我国现存最早的蒙学识字、写字课本。篇中分章叙述各种名物，如姓氏人名、锦绣、饮食、衣服、臣民、器物、虫鱼、服饰、音乐以及宫室、植物、动物、疾病、药品、官职、法律、地理等，不仅为识字而设，还有传播知识、以应实际需要的意思。特别值得注意的是书中有 100 多种草、木、虫、鱼、谷、果、菜等动植物；有六十多个人体生理部位，四十多种病名；有 36 种药名，以及灸、刺、用药 3 种治疗方法。

饮食卫生方面，书中告诫学生通宵饮酒会致酒病，又言饮食众品，制作有形，滋味有别，清浊有异，要讲究饮食法度。人体生理部位共有六十多个，由上至下，从面部至胸腹四肢，编排有序，浅显易学。疾病名称有四十多种。病名之后，亦教育儿童有病一定要"迎医匠"，不能讳疾忌医，迷信巫卜，并提出了灸疗、针刺和药物治疗三法。在两千多年前的蒙学教材中，竟能对学生进行较为科学的医学教育，是极为可贵的。药物名称共 36 种，除一种动物药和一种矿物药之外，其余均属植物药。可见当时是以草本药物治疗为主。从药物功效来看，有清热解表、化痰止咳、涌吐、驱虫、温阳散寒、芳香化湿和补养药等。

从《急就篇》中传授的医药卫生知识来看，其特点有三：其一，内容通俗，知识面广。书中所列 100 多种动植物和 30 多种常见常用之病名药名，适合小儿程度，容易被学生接受。如六十多个人体器官，看得见，摸得着，一学就懂，具有通俗性。其二，全书基本押韵，读起来琅琅上口，便于学生记忆，具有可读性。其三，切合实用。学生从课本中获得的五谷、菜蔬、疾病、药物知识，在生活中都是有用的。《急就篇》本为蒙学的识字、写字课本，它不仅在教育学、字书学、文字学方面占有相当重要的位置，在医学教育和医药学方面的研究中，同样具有十分重要的史料价值。

《急就篇》保存了西汉以前的动植物、药物、病名和人体生理解剖的原始资料，对秦汉时期医药的研究很有参考价值。以本草药而言，与稍后的《神农本草经》相对照，36 种药物除"艾"一种之外，其余都见于《神农本草经》中，但不同的是部分药物同物而异名，《急就篇》中保留了许多古老的药名，如"牡蒙""土瓜"等，这反映了秦汉时期社会上用药的情况。

就病名而言，与《黄帝内经》相比基本相同，是研究《黄帝内经》的重要旁证材料。从古老的人体器官名称来看，反映了汉以前人体解剖知识的水平。

李斯、史游等人，第一次把医药知识写进小学识字课本《苍颉篇》《急就篇》之中，加强医药知识的启蒙教育。这在医学教育史上是一大创举，对后世高等医学教育的发展作了良好的启示。

《急就篇》成为汉魏以后儿童的通用字书，至唐以后才逐渐衰微，后来我国编写的蒙学课本便是以此种字书为先导。这种字书不仅是习字者的认字教育，同时因其含有些许医药内容，也具有医药启蒙的作用。

四、魏晋南北朝时期的医学发展与传承

这一时期临床医学迅速发展，各科临证经验进一步充实。诊断水平明显提高，治法丰富多彩，诊治均有新的创造和发现。

（一）临证各科的成就与医学传承

魏晋时期针灸学进行了首次大总结，皇甫谧写成了我国现存最早、并以原本形式传世的第一部专著《黄帝三部针灸甲乙经》，简称《针灸甲乙经》或《甲乙经》。《甲乙经》对后世影响很大，它既保存了大量的古代医学文献，晋以前业已亡佚的针灸文献，多赖此书而存其精要，又为后世针灸学的发展，提出和建立了规范。

两晋时期，医家们已经重视经络腧穴图的绘制。据葛洪《抱朴子》云："自非旧医备览《明堂流注》《偃侧图》者，安能晓之哉？"说明从公元 3 世纪开始，我国就已经出现了针灸明堂图。南朝秦承祖也有《明堂图》3 卷。

葛洪在其所著的《肘后备急方》（原名《肘后救卒方》）中，记载有诸病灸治法（大多是民间经验），操作简便，很值得重视。其所述 72 种疾病中，可用灸治者 30 余种。鲍姑（约 309～363 年），名潜光，葛洪之妻，是中医学史上的第一位女灸学家。其用"越冈（广州）天产之艾，以灸人身赘瘤，一灼即消除无有""不独愈病，且兼获美艳"，既能治病又能美容，可见鲍姑灸术之精。三国时名医华佗，有外科鼻祖之称，然其著述不传。《隋书·经籍志》所著录的《疗痈疽金创要方》等亦湮没不闻。

目前所见最早的外科专著为《刘涓子鬼遗方》，据说是晋末刘涓子在丹阳郊外巧遇"黄父鬼"时所遗留的一部外科方面的专著，又称《神仙遗论》。后刘涓子后

人传与南齐龚庆宣而传世,原书又称《痈疽方》,经龚庆宣整理后,成今本《刘涓子鬼遗方》。

在伤科中,葛洪的《肘后救卒方》《抱朴子》最早论述了开放性创口感染的毒气说,并对骨折、脱臼的整复手法和小夹板局部固定法、危重创伤的致死部位及抢救方法,做了介绍,从而为中医骨伤科的形成和发展奠定了基础。

在妇科中,西晋王叔和的《脉经》已注意到有些妇女月经,并非一月一行。他称三月一行的为"居经",一年一行的叫"避年",并详述了"离经"与"五崩"的某些特征。南齐褚澄的《褚氏遗书》,力倡节欲和晚婚,如"精未通而御女以通其精,则五体有不满之处,异日有难状之疾"(《精血篇》),又如"合男子多则沥枯虚人,产乳众则血枯杀人"(《本气篇》)。晋以来,五官科专著逐渐增多,如《陶氏疗目方》《甘氏疗眼方》《邵氏口齿论》及《排玉集》等,所憾未得流传。然而人们透过某些史书的零星记载,仍能窥其发展之一斑。

内科方面,晋代《肘后救卒方》关于"伤寒、时行、温疫三名同一耳,而源本小异"的观点,对后世之温病研究有一定影响。另对"疥虫""尸注""鬼注"(结核病)"天花""沙虱病"及"狂犬咬伤"的论述,不仅在我国古代医学文献中属于最早的记载,甚至堪称世界传染病学记录之肇始。

本草学方面,陶弘景进行了总结,编撰成《本草经集注》。陶弘景(约452~536年),字通明,晚年又号华阳隐居,为药学家和道家。《本草经集注》取《名医别录》等魏晋以来本草著作中中药物365种与《神农本草经》原有药物相合得730种。

南朝刘宋时雷敩所撰的《雷公炮炙论》是我国现存的第一部炮炙专著。全书分上、中、下3卷,载药300种,较系统地总结了5世纪前中药炮炙的经验,并初步概括了药物采集、性味、煮熬、修治等方面的有关理论与方法。

在玄学思想影响下,服石之风大盛,并使炼丹术迅速发展,由此既引起许多新的疾病,也推动了药物学的发展,这是本时期医药学另一个显著特点。

(二)综合方书与医学传承

晋代葛洪(约283~343年)著《肘后救卒方》,简称《肘后方》。葛洪是晋代著名的医药学家、道家和博物学家,在中国哲学史、医药学史以及科学史上都有很高的地位。葛洪取字稚川,别号抱朴子,以示守其本真、朴实,不为物欲所诱惑之志。葛洪是丹阳句容(今江苏省句容市)人,其祖玄,以炼丹闻名,号葛仙公,将丹术授弟子郑隐,葛洪从郑隐学习炼丹术。葛洪向南海太守鲍玄学习丹术,深得老师器重,娶鲍玄之女鲍姑为妻。鲍姑擅长灸法。葛洪深受道教影响,又以儒学知名。葛洪读了大量医书,并注重分析与研究,在行医实践中,总结治疗心得和搜集民间医疗经验,以此为基础,完成了百卷巨著《玉函方》。由于卷帙浩繁,难于携带检索，葛洪便将书中有关临床常见、急病及其治疗等摘要简编成《肘后救卒方》3卷，使医者能随身携带，以应临床急救检索之需，故此书堪称中医第一部临床急救手册，后经陶弘景增补，改名为《肘后百一方》，金代杨用道又增补一次，名为《附广肘后备急方》。

五、魏晋南北朝时期的医学教育

魏晋南北朝时期，由于分科教育的兴起，医学教育也逐渐引起了包括统治阶级在内的人们的重视。在此以前，政府登用太医，多由民间选送。在汉代即采取选举制，从民间选取良医为统治阶级服务。汉元帝永光元年（公元前43年）曾选举从官，其中即包括医师。平帝元始五年（公元5年）曾令天下选取精通方药的人。医学教育形式主要是父子相传或师徒授受。家世相传，最有名者莫过于南北朝时期东海徐氏。徐氏世守医业，代代有名。然而，其时国家仍没有设立专门的医学教育机关。

（一）官学医学教育初露端倪

到了晋代，官学医学教育已初露端倪。《唐六典》载："晋代以上手医子弟代习者，令助教部教之。"说明早在晋代已有医官教习之设，这是我国官学医学教育事业的开端。东晋时，皇家已设置药园，从事生药人才的培养，但史书中未见有详细的记载。

刘宋元嘉二十年（公元443年），太医令秦承祖奏置医学，开我国正式由政府设置医学教育的先河。《唐六典》卷十四"医博士"注中说：南朝宋元嘉二十年（公元443年），太医令秦承祖奏置医学，以广教生徒。这个教育机构至元嘉三十年（公元453年）文帝逝世遣散，已历10年。后来，周朗于泰始五年（公元469年）奏请恢复医学。周朗言："又针药之术，世寡复修，诊脉之伎，人鲜能达，民因是益征于鬼，遂弃于医，重令耗惑不反，死夭复半。今太医宜男女习教，在所应遣吏受业。"可是明帝时诸王作乱，不久萧道成又杀废帝自立，至公元478年亡于萧齐，根本无暇顾及于此，所以终宋之世没有再行设立。

《魏书·官氏志》中记载，北魏官职中有太医博士之设，右从第七品下；有太医助教之设，右从第九品中。有博士且有助教，是为推行医学教育而设。

北魏宣武帝时发布了一个加强医师考核和普及医学的诏令。《魏书·世宗纪》载，永平三年（公元510年）诏曰："……可敕太常于闲敞之处，别立一馆，使京畿内外疾病之徒，咸令居处。严敕医署，分师疗治，考其能否，而行赏罚。虽龄数有期，修短分定，然三疾不同，或赖针石，庶秦扁之言，理验今日。又经方浩博，流传处广，应病投药，卒难穷究。更令有司，集诸医工，寻篇推简，务存精要，取三十余卷，以班九服，郡县备写，布下乡邑，使知救患之术耳。"

可见其要旨在推行医学教育。首先，它"敕太常于闲敞之处，别立一馆"。太常乃是当时兼管教育的长官，命他立医馆主要是行教育之职。其次，设立医馆的目的是"严敕医署，分师疗治，考其能否，而行赏罚"，主要是考核检查医师。这显然是对在学医师的要求。再次，"更令有司，集诸医工，寻篇推简，务存精要，取三十余卷，以班九服，郡县备写，布下乡邑，使知救患之术耳"。这是强调对社会广泛实施医学教育。

至后魏创立太医博士和太医助教等职务，实亦效法刘宋，并且当时曾将这一制度传入朝鲜。以后隋唐医学教育的兴盛，也以此为先导。

（二）医学的传授方式：家传与师授

魏晋南北朝时期，医学知识是比较普及的。当时士人盛行吃寒石散，并以"行散"为时髦，这是需要懂点儿医学知识的，否则便有发病亡命的危险。而且门阀士族为了保持家业的隆盛，特别提倡孝道，作为晚辈懂点儿医学知识是行孝道的必备条件。加之当时战争频繁，医学人才更是朝廷急需之才。在这种情势下，医学教育便有了发展。

吕思勉先生在《两晋南北朝史》中评论道："盖时道佛虽互相排，然其术则初非彼此不相知；抑二家为行其教计，于医药等便民之术，亦多所研习也。"说明在当时的社会背景下，已十分注意对医药知识的学习了。

魏晋南北朝时期，家传医学非常兴盛，尤以许多士族为著，范行准先生称其为"门阀的医家"，如东海徐氏、馆陶李氏等，往往仕于历朝而以医名。

1. 葛洪师徒之间传承

《晋书·葛洪传》记载：

从祖玄，吴时学道得仙，号曰葛仙公，以其炼丹秘术授弟子郑隐。洪就隐学，悉得其法焉。后师事南海太守上党鲍玄。玄亦内学，逆占将来，见洪深重之，以女妻洪。洪传玄业，兼综练医术，凡所著撰，皆精核是非，而才章富赡。

如此，葛玄和郑隐、鲍玄和葛洪构成家传师承关系。

2. 陶弘景师徒之间传承

《梁书·陶弘景传》记载：

于是止于句容之句曲山。恒曰："此山下是第八洞宫，名金坛华阳之天，周回一百五十里。昔汉有咸阳三茅君得道，来掌此山，故谓之茅山。"乃中山立馆，自号华阳隐居。始从东阳孙游岳受符图经法。遍历名山，寻访仙药。每经涧谷，必坐卧其间，吟咏盘桓，不能已已。时沈约为东阳郡守，高其志节，累书要之，不至。

如此，孙游岳、陶弘景构成师徒关系。

3. 周澹父子家传

《魏书·周澹传》记载：

周澹，京兆鄠人也。为人多方术，尤善医药，为太医令。……子驴驹，袭，传术。延兴中，位至散令。

如此，周澹与周驴、周驹构成家承关系。

4. 李脩的师承家传

《魏书·列传术艺第七十九》记载：

李脩，字思祖，本阳平馆陶人。父亮，少学医术，未能精究。世祖时，奔刘义隆于彭城，又就沙门僧坦研习众方，略尽其术，针灸授药，莫不有效。徐兖之间，多所救恤，四方疾苦，不远千里，竞往从之。亮大为厅事以舍病人，停车舆于下，时有死者，则就而棺殡，亲往吊视。其仁厚若此。累迁府参军，督护本郡，士门宿官，咸相交昵，车马金帛，酬赉无赀。修兄元孙随毕众敬赴平城，亦遵父业而不及。以功赐爵义平子，拜奉朝请。……子天授，袭。汶阳令。医术又不逮父。

如此，沙门僧坦与李亮和李元孙、李脩和李天授构成师承家传关系。

5. 王显家传

《魏书·列传术艺第七十九》记载：

……显父安道，少与李亮同师，俱学医药，粗究其术，而不及亮也。

如此，王安道、王显构成家传关系。

6. 崔彧的师承家传

《魏书·列传术艺第七十九》记载：

……彧少尝诣青州，逢隐逸沙门，教以《素问》九卷及《甲乙》，遂善医术。……广教门生，令多救疗。其弟子清河赵约、勃海郝文法之徒咸亦有名。彧子景哲，豪率，亦以医术知名。为太中大夫、司徒长史。

如此，隐逸沙门、崔彧、崔景哲构成师承家传关系。崔彧与赵约、郝文法构成师承关系。

7. 姚僧垣家传

《周书·列传第三十九》记载：

姚僧垣字法卫，吴兴武康人，吴太常信之八世孙也。曾祖郢，宋员外散骑常侍、五城侯。父菩提，梁高平令。尝婴疾历年，乃留心医药。梁武帝性又好之，每召菩提讨论方术，言多会意，由是颇礼之。僧垣幼通洽，居丧尽礼。年二十四，即传家业。僧垣医术高妙，为当世所推。前后效验，不可胜记。声誉既盛，远闻边服。至于诸蕃外域，咸请托之。僧垣乃搜采奇异，参校征效者，为集验方十二卷，又撰行记三卷，行于世。长子察在江南。次子最，字士会，幼而聪敏，及长，博通经史，尤好著述。年十九，随僧垣入关。

如此，姚菩提与姚僧垣、姚最、姚察构成家传关系。

8. 褚该家传

《周书·列传第三十九》记载：

褚该字孝通，河南阳翟人也。……该幼而谨厚，有誉乡曲。尤善医术，见称于时。……后以疾卒。子士则，亦传其家业。

如此，褚该，褚士则构成家传关系。

9. 徐文伯家传

《南史·列传第二十二》记载：

文伯字德秀，濮阳太守熙曾孙也。熙好黄、老，隐于秦望山，有道士过求饮，留一瓠卢瓜与之，曰："君子孙宜以道术救世，当得二千石。"熙开之，乃扁鹊镜经一卷，因精心学之，遂名震海内。生子秋夫，弥工其术，仕至射阳令。……秋夫生道度、叔向，皆能精其业。……道度生文伯，叔响生嗣伯。文伯亦精其业，兼有学行，倜傥不屈意于公卿，不以医自业。……文伯爲效与嗣伯相埒。

子雄亦传家业，尤工诊察，位奉朝请。

如此，徐熙、徐秋夫、徐道度，徐叔响、徐文伯、徐嗣伯、徐雄构成家传关系。

10. 徐謇家传

《北史·列传第七十八》记载：

徐謇，字成伯，丹阳人也，家本东莞。与兄文伯等皆善医药。……子雄，员外散骑侍郎，医术为江左所称，……雄子之才，幼而俊发，……启魏帝，云之才大善医术，兼有机辩。……大宁二年春，武明太后又病，之才弟之范为尚药典御，敕令诊候。

如此，徐謇、徐文伯、徐雄、徐之才、徐之范构成家传关系。

六、结论

秦汉时期，虽然中国医学学术体系得以建立，但仍然没有政府主导的官学教育，中医传承在形式上仍然以家传师授为主，在内容上表现为经验传承和观念传播。因此，可以说中国医学体系诞生于秦汉是中国医学发展的结果，同时也是先秦时期传承行为日益丰富和频繁的结果。

魏晋南北朝时期，医学传承朝着两个方向发展，一方面，由于社会动荡、战争频仍，朝廷急需医学人才，因此，医学官学教育初露端倪；另一方面，门阀士族为保持家业隆盛，特别倡导孝道，懂得医学知识便是孝道的必备条件，因此，自学、家传、师授等私学传承，依然是这一时期医学传承的主要形式。

第三章

隋唐时期的医学传承

公元 581 年，隋朝建立。中国结束了自东汉以来长达四百余年的动乱，出现了统一的封建集权制国家。

隋朝后期，租赋徭役不断加重，社会矛盾日趋尖锐。尤其是隋炀帝时期，繁重的徭役，残暴的酷刑，沉重的赋税，加之对高丽战争的失败，迫使各地人民纷纷揭竿起义，从而导致隋朝大厦将倾。这时，出身于关陇贵族的李渊、李世民父子乘机起兵，于公元 618 年攻入长安，废除恭帝，建立了唐朝。到公元 624 年，唐陆续镇压了其他地主割据势力和农民起义军，统一全国。唐朝历二十帝 290 年。

一、隋唐时期的教育概述

中国古代社会经历了秦的"焚书坑儒"、汉初的"无为而治"、再到汉武帝的"独尊儒术"，遂使儒学定于一尊，促进了经学和学校教育的发展。由于儒家思想契合了中国封建社会的国情，因而为汉后历代统治者所尊奉，即使在魏晋南北朝时期，玄学、佛教和道教相继兴盛，儒学受到强烈冲击，在隋唐时期甚至三教并用，但最终都没能动摇它的统治地位。自隋开始，重用儒家，儒学反而有复兴之势，到了唐朝这种趋势继续发展，儒学的地位又显著地提高了。

同时选士制度也经过了汉代察举制到魏晋南北朝九品中正制的探索，至隋唐创立并完善了科举制度。其实在隋朝建立之初，也实行了一段时间的九品中正制，随着门阀势力的衰弱和国家对治国贤良之士的渴求，九品中正制已经不利于中央集权的加强。隋文帝于开皇九年废除了九品中正制，收回地方辟举权，把选举人才和任免官员的权力集中到中央尚书省的吏部，由吏部尚书和侍郎直接掌管各级官吏的铨选。《文献通考·选举十二》记："自隋时，海内一命之官，尽出于朝廷，州郡无复有辟署之事。"唐人刘伏说："隋氏罢中正，举选不本乡曲，故里闾无豪族，井邑无衣冠，人不土著，萃处京畿，……五服之内，政决王朝，一命免拜，必归吏部。"最终，使人才的选举和任免权集中到皇帝本人。

至隋炀帝大业三年（公元 607 年）诏令："夫孝悌有闻，人伦之本，德行敦厚，立身之基。或节义可称，或操履清洁，所以激贪厉俗，有益风化。强毅正直，执宪不挠，学业优敏，文才美秀，并为廊庙之用，实乃瑚琏之资。才堪将略，则拔之以御侮，膂力骁壮，则任之以爪牙。爰及一艺可取，亦宜采录，众善毕举，与时无弃。以此求治，庶几非远。文武有职事者，五品已上，宜依令十科举人。有一于此，不必求备。朕当待以不次，随才升擢。其见任九品已上官者，不在举送之限。"明确提出了分十科举人的科目。

大业五年（公元 609 年）诏令："诏诸郡学业该通才艺优洽、膂力骁壮超绝等伦、在官勤奋堪理政事、立性正直不避强御四科举人。"将十科减为四科，分科考试选拔士人的目的越来越明确。后来唐朝因隋之旧制，科举制度遂逐渐完备起来。

科举制度的特点是专门用考试的办法来挑选人才，而不是由地方察举。选士制度的演变过程，是一个选士权逐步集中、考试因素不断加强，两汉、魏晋南北朝时期的选士，虽也有考试，但是以选举为主；而隋唐以后的科举则以考试为主。隋唐以前是选举，隋唐以后是考试，这是中国古代选士制度的一大分界线。

二、隋唐时期的医学发展与传承

隋唐时期特别是唐朝，是中国封建社会的鼎盛时期，医药文化也绚丽纷呈，医药学思维活跃，内外交流频繁，出现空前昌盛的局面。以前只以局部地区或医学个人经验从事医疗实践和著述活动的局面已被打破。全面综合整理以前的医学成就，吸取当代医家、人民群众和来自外国和兄弟民族的有效方药经验，在总结新经验和吸收新成就的基础上，继往开来，为医学的理论和实践的世代传承奠定了新的基础。

（一）临证各科的成就与医学传承

在内科方面，隋朝《诸病源候论》所涉及的内科病有 27 卷，占全书 50 卷的二分之一强，病候多达 784 条。到了唐朝，《备急千金要方》计 30 卷，7～21 卷为内科病；《外台秘要》共 40 卷，1～20 卷论述内科病，内科病均已占全书卷数的一半。

在传染病的认识上也已取得了一定的进展。《诸病源候论》所倡"乖戾之气"是传染性疾病病因的新见解，也对明朝吴有性阐发温疫病因说不无启迪。尤其是《外台秘要》对伤寒、天行、温病、疟疾、虚劳等各种传染病，均有较具体地描述。

在伤科方面，此时期的《仙授理伤续断秘方》是我国现存最早的一部骨伤科专著，记载了四肢骨折、脱位、颅骨骨折、腹部损伤、内伤、创伤后遗症等的诊断、治疗和方药。该书学术思想源于《黄帝内经》《黄帝八十一难经》的气血学说，并继承了《肘后救卒方》《备急千金要方》《外台秘要》有关骨伤科的经验成就，进而形成了以整复、固定、活动及内外用药为主体的治疗方法，初步奠定了骨伤科辨证、立法、处方与用药的基础，并将辨证论治医疗原则具体运用于骨伤科领域。

在妇产科方面，最具代表性的是昝殷的《经效产宝》。昝殷，四川成都人。于公元 852 年收集了有关经闭、带下、妊娠、坐月、难产、产后诸证等备验药方 370 余首，撰成《产宝》3 卷，现传本作《经效产宝》。这是我国现存较早的妇产科专著，可惜的是一度流失，现今所见已非原书，乃 3 卷辑佚本。

在儿科方面，隋唐时期对小儿病的研究日益深入，唐太医署还专设少小一科（学制五年），这些都有力地推进了中医儿科的专科化发展。具有代表性的是《颅囟经》，这是我国现存最早的儿科专著。全书仅 2 卷，由《永乐大典》中辑复。该书结合小儿生理特点称"三岁以下，呼为纯阳"，最早提出小儿体质属"纯阳"的学说。还确认小儿骨蒸乃营养不良所致，治用鳖甲，则更属创见，对后世儿科医家影响颇深。

在病因学和证候学方面，巢元方等人著有《诸病源候论》是一部系统论述临床各科疾病的病因病机和症状体征的理论性专著。《诸病源候论》又称《巢氏病源》，主撰者为巢元方。然据《隋书·经籍志》记载有吴景贤撰《诸病源候论》50 卷，《宋史·艺文志》始有巢元方《巢氏诸病源候论》50 卷，但无吴氏所著之书，惟《新唐书·艺文志》二书并载且书名、卷数均同。《四库全书提要》认为"实止一书"，因该书为"元方等奉诏所作"，并非个人专著，但后世多以巢元方名之。巢元方，隋朝医家，生卒里贯不详。

在按摩科方面，隋唐两朝对按摩疗法都极为重视，据《隋书·百官志》载："隋太医院有主药二人……按摩博士二人。"《唐六典》载："唐太医署……并有按摩工五十六人……按摩生十五人。"《新唐书·百官志》亦说当时设有"按摩博士一人，按摩师四人"。另在《诸病源候论》《备急千金要方》及《外台秘要》等重要医籍中，都无一例外地运用了按摩法，按摩科作为唐太医署中四大科之一而独立存在。尤其是《唐六典》还具体述及按摩可除"八疾"，即风、寒、暑、湿、饥、饱、劳、逸。又说"凡人肢节脏腑积而疾生，宜导而宣之，使内疾不留，外邪不入。若损伤折跌者，以法正之"。可见其适用范围之广。按摩疗法最迟在唐代已传往朝鲜和日本，因而在国外也有一定影响。

在五官科方面，隋唐时期，镶牙、补牙术也有了一定发展。《诸病源候论》除详论口齿疾患 36 种外，还介绍了口腔保健的导引术，如叩齿、咽唾、漱口等。对小儿耳鼻咽喉疾病也有专卷论述，认为脓耳（中耳炎）治疗不当，可引起严重并发症，对齿龈坏疽及龋齿已运用手术治疗。唐《新修本草》还记载了用白锡、银箔和水银合成的银膏，用作修复牙齿的充填剂。在眼科方面，当时在扩大药物治疗的同时，已采用了割除赘疣、胬肉术和拔治倒睫法，并发明了"义眼"。此外，《备急千金要方》中列有七窍病 1 卷，收录了不少内服、外治的方药。《外台秘要》还载有针拨内障术。该书 21 卷指出"眼无所因起，忽然膜膜，不痛不痒，渐渐不明……眼形不异，唯正当眼中央小珠子里，乃有其障，作青白色……名作脑流青盲眼"，"宜用金篦决，一针之后，豁若开云而见白日"。可见操术之熟练。总的看来，对这一时期五官科的全貌，虽因专著不传，难作全面评述，但仅就以上零散资料而论，其发展和提高的趋向是显而易见的。唐太医署设立"耳目口齿"专业，专门培养五官科医生，也促进了五官科的进步。

（二）本草学的成就与医学传承

在本草学方面，隋唐时期由于炼丹术的盛行，对矿物的药用认识有所增加，例如陈藏器的《本草拾遗》仅矿物药一项，就较《新修本草》新增 110 种之多。另外，唐朝时还出现了中国第一部由政府颁布的药典，也是世界上最早的药典《新修本草》。

（三）综合方书与医学传承

《备急千金要方》（简称《千金方》）和《千金翼方》是唐朝时期著名医家孙思邈所著。孙思邈自幼多病，18 岁时立志学医，终生勤奋不辍。他坚持一生在民间行医。《千金方》的成就，代表了盛唐医学的先进水平，这既是中医自身实践经验积累的成果，也是吸收外来文化，取各家之长的结果。它不仅在国内影响极大，而且在亚洲国家广为传播，日本医学界誉《千金方》为"人类之至宝"，并建有"《千金方》研究所"予以研究。公元 984 年，日人丹波康赖编撰的《医心方》便深受该书的影响。孙思邈重视前人的宝贵经验，但尊古而不泥古。他将《伤寒论》内容较完整地收集在《千金翼方》中，为后世研究《伤寒论》提供了较可靠的版本。他创立的从方、证、治三方面研究《伤寒论》的方法，成为后世以方类证的指南。

《新修本草》又称《唐本草》，是中国第一部由政府颁布的药典，也是世界上最早的药典，比欧洲著名的纽伦堡药典早 800 余年。原书已佚，主要内容保存于后世诸家本草著作中。公元 657 年，苏敬向唐政府上表请求重修本草，唐政府令长孙无忌、英国公李勣主持编修工作，由苏敬等 20 余人集体编写，同时诏令在全国各地征集道地药材，绘制药图。编写本着"本经虽阙，有验必书，别录虽存，无稽必正"的原则，对前代药物总结"详采博要"，对当代经验则"下询众议，订群言之得失"。《新修本草》于公元 659 年撰成，由唐政府颁布流通全国，不但使药物学有了新的规范，而且成为当时学校的教材。

《外台秘要》是唐代另一部总结性的医学著作，被《新唐书》赞为"世宝"，整理者王焘因此被誉为文献整理的"大师"。王焘亦是"七登南宫，再拜东掖，便繁台阁二十余载"的官僚。他认为巢元方《诸病源候论》有论无方，就历经艰辛，于公元 752 年（唐天宝十一年）编写成巨大的综合性医著《外台秘要》。整理和保存了大量的古代医学文献。共引证方书 69 种，所引资料注明书名、卷次、便于查核，为医学文献的整理创立了范例。保存了如《小品方》《深师方》《崔氏方》等不少今已亡佚方书的内容。故《四库全书提要》评："古书益多散佚，惟赖王焘此编以存。"搜集、整理并推广大量的民间单、验方。如"许明疗人久咳欲死方""苍梧道人陈元膏"等，详述其疗效、治疗范围和来源。《外台秘要》很快传到朝鲜、日本等国。《医方类聚》《医心方》中，都大量引用该书资料。我国唐以后中医教育，也将之选作教科书，认为"不观《外台》方，不读《千金》论，则医人所见不广，用药不神"。可见此书的重要地位。

三、隋朝时期的医学制度与医学教育

虽说"高祖践极，百度伊始，复废周官，还依汉魏"，但实际上，隋文帝对国家典章制度还是进行了许多的重大改革。至隋炀帝嗣位，意存稽古，建官分职，率由旧章。大业三年，始行新令。隋文帝和隋炀帝相继采取措施在政治、经济、文化、教育制度等方面进行了大量的改革。虽然由于战乱等原因，这些改革并未完成，但是这些措施对以后历代封建王朝尤其是唐朝的兴起产生了深远影响。

医事管理制度也更为完善。隋朝的医事制度，主要建立有三个系统，一是为帝王服务的尚药局；二是为太子服务的药藏局；三是百官医疗兼医学教育机构的太医署及地方医疗机构。

（一）隋朝时期的医学制度

隋朝医官分工很细，规模很大，亦较为分散。这些医官分别归属门下省、中侍中省、太常寺、太子门下坊。门下省统尚药局、尚食局，负责宫廷医疗保健事宜；太子门下坊统太子局，专门为东宫服务；太常寺统太医署，为最重要的医事管理和医学教育机构。

1. 尚药局

南朝梁代为了加强宫廷药品管理，始在太医署中设尚药局，其主管称为奉御。自梁、陈后由太医署中的太医兼职。北齐时为了直接服务于皇帝、皇族的就医用药，从太医署中独立出来改归门下省管理，尚药典御的官秩为第五品。

隋沿北齐之制，隋文帝时尚药局仍属门下省。《隋书·百官志下》记载："尚药局，典御二人，侍御医、直长各四人，医师四十人。符玺、御府，殿内局，监各二人，直长各四人。"隋炀帝大业时，尚药局改归殿内省。《隋书·百官志下》记载："尚药直长四人，又有侍御医、司医、医佐员。"另据《唐六典》所载，隋朝尚设有"医佐员八人""主药四人""药童二十四人""按摩师一百二十人"。尚药局的最高行政长官典（奉）御由精通医药的专家担任，他掌管为帝王合和御药及诊候方脉事，要亲自诊断并立法处方，还要亲自尝药。直长是奉御的助手。《旧唐书》记载："奉御掌合和御药及诊候方脉之事。直长为之贰。……合造之法，一君三臣九佐……凡合和与监视其分剂，药成尝而进焉。"侍御医的职责为诊候调和。《旧唐书》记载："侍御医掌诊候调和。"即经常在皇帝身边侍奉并观察病情，调和御药。司医则协助御医分疗众疾。主药、药童掌刮削捣筛等加工药物。按摩师、咒禁师所掌同太医。食医掌"和齐所宜"，即掌膳食四时五味配合之宜。在王公等官奏请皇帝同意后，尚药局医官也为王公大臣以下官员诊疗。

2. 药藏局

药藏局是为太子医疗保健服务的机关。南梁在詹事府下已有"中药藏局"的设置，到北齐时，已在门下坊设有药藏局，设监、丞各二人，正六品下；另有侍医四人。至隋，《隋书》记载："门下坊……又领殿内、典膳、药藏、斋帅等局，……典膳、药藏局，监、丞各二人。药藏又有侍医四人。"药藏局监、丞各 2 人、侍医 4 人。监为正七品下，丞为正九品下。隋炀帝时，"门下坊……，减侍医，置二人"。药监掌和医药，丞为之助理。太子有疾，由侍医诊候议方。

3. 医学成就

隋朝医家对病源的探讨和症状的描述，都取得了相当的成就。集其大成者即是公元 610 年巢元方等人编撰的《诸病源候论》一书。

《诸病源候论》，通常简称《巢氏病源》，全书共 50 卷，"凡六十七门，一七二十论，但论病源，不载方药"。该书内容主要是论述各种疾病的病因、病机和症状等，对于治疗提及很少，但在每种疾病的后面，大都附有"补养宣导"的具体方法，其不列治法的原因，据书中自言是因为"汤熨针石，别有正方"。这一方面说明当时方书的普遍流行，另一方面也说明本书对"补养宣导"的重视。该书最大的贡献，首先是对疾病的记载广泛、详细而准确。其次，该书对 1700 多种证候，大都根据《黄帝内经》的基本理论，从病因、病机等方面进行了具体地阐述，使每种疾病、每种证候的发生与演变过程都有了比较朴素的和基本的理论相一致的解释。此外，该书还有一些值得注意的论述，如"妊娠欲去胎候""金疮肠断候""拔齿损候"，从这些记述中可以看出，当时已有可能进行人工流产、肠吻合及拔齿等手术。总之，该书是我国现存第一部论述病因证候学的专著。

《隋书·经籍志》共载有医学书籍二百五十六部，合四千五百一十卷。约占子集卷数的 70%。

（二）隋朝时期的医学教育

1. 官学

隋朝官学中的医学教育由太医署承担，太医署作为医学教育的专门主管机构。

隋朝医学教育属太常寺统领，太医掌医药等事。《隋书·百官志》记载："太医署有主药二人，医师二百人，药园师二人，医博士二人，助教二人，按摩博士二人，祝禁博士二人。"隋炀帝时，太医署又置"医监五人，医正十人"。

太医署的人员组成，有主药 2 人，医师 200 人，药园师 2 人，医博士 2 人，助教 2 人，按摩博士 2 人，祝禁博士 2 人，共 215 人左右。

《隋书》并没有明言太医署有医学教育职能，这一点与其后唐太医署明确指出"太医署……皆有博士以教之。其考试登用，如国子之法"有明显不同，也没有说是否有医学生及其数量。

　　而《唐六典》中所载人数与《隋书》略有差异，其中主药、药园师、医博士、助教与《隋书》所载相同，但医师数仅120人，另有医生120人，按摩师100人，按摩生100人，咒禁博士2人，总共有350人左右。并明确记有医学生、按摩学生。

　　从以上可以看出，隋太医署由三批人员组成，即行政人员、医疗人员和教学人员，如博士、助教等。

　　（1）行政管理人员　包括太医令、丞，太医署的行政长官为"太医令，掌诸医疗之法"。另设丞为其助手，"丞，为之贰"。后来又设有医监及医正，协助令、丞管理行政及教学。医正既疗人疾病，又协助管理学生的医疗实习。在《隋书》中没有记载品位。

　　（2）医药教学人员　隋太医署的教学人员有主药、医师、药园师、医博士、助教、按摩博士、咒禁博士等。隋炀帝时又增医监、医正。医师、医正主要为人诊疗疾病。诸博士及助教除医疗外，主要是教授学生。

　　医学教育分为医学教育和药学教育两部分，并有分科施教的开端，设四科，分为医师科、按摩科、祝禁科和药学科，四科教育初步成形，为唐朝的医、针、按摩、咒禁四科教学体制的建立奠定了基础。

　　据《隋书·百官志》载："太医署有主药二人。医师二百人。药园师二人。医博士二人。助教二人。按摩博士二人。祝禁博士二人。"医博士主管教授学生诊病和治疗方法。《唐六典》所载无助教，但有医学生200人。此时的针灸并未独立分科，由医博士承担这方面的教学任务。

　　按摩科有按摩博士2人，按摩师120人，按摩生100人。按摩博士主要教授学生经络和穴位的按摩方法。隋朝在按摩医生的培养方面特别突出，其编制在整个封建社会绝无仅有。这可由隋大业太医博士巢元方奉诏撰的《诸病源候论》这部医学理论专著中得以管窥，这部书虽然并不论述疾病的医疗方法和技术，却详述了许多疾病的按摩导引等医疗技术和方法。当时跌打损伤的手法整复治疗也属于此类，可见正骨起源于按摩。

　　关于祝禁科，据《隋书·百官志》记载，高祖授命门下省设咒禁博士2人。《唐六典》载为1人。咒禁博士主要以民间各种驱邪却病的手势、步法、身法及咒语教授学生。通过咒禁博士的设置，祝禁科医生的地位得到了提升。唐朝因袭，到了宋朝亦未能免除。

　　药学教育方面有主药2人、药园师2人及药园生若干，主要教授学生辨别各种药材的产地、良莠、药性以及种植方法。

　　隋朝所设医学校之师生最多时达580多人，可知当时学校式医学教育已得到统治者的高度重视。在专业设置方面，当时实际上已有了医和药的分工，药园师和主药主要负责药物的收采种植、炮制贮存，以备应用。太医署的教师不仅担负着教学任务，还经常施医送药至民间，进行防病治病工作。

虽然隋朝存在的时间很短，但从后来唐朝的医学教育来看，无论是教学组织、专业设置等都是受隋朝影响，并以隋朝的方法为基础的。

2. 私学

隋朝继续沿袭着南北朝以来家传和师徒传授的优良传统，但是国运短暂，较为著名的医家较少。在《隋书》中并没有像《旧唐书》《新唐书》那样为医家单独立传，与阴阳、卜筮、音律、相术、技巧共为艺术传，且医巫并称，言"医巫所以御妖邪，养性命者也"。

《隋书》为医家立传仅一人：

许智藏，高阳人也。祖道幼，尝以母疾，遂览医方，因而究极，世号名医。诫其诸子曰："为人子者，尝膳视药，不知方术，岂谓孝乎？"由是世相传授。仕梁，官至员外散骑侍郎。父景，武陵王谘议参军。智藏少以医术自达，仕陈为散骑侍郎。及陈灭，高祖以为员外散骑侍郎，使诣扬州。

宗人许澄，亦以医术显。父奭，仕梁太常丞、中军长史。随柳仲礼入长安，与姚僧垣齐名，拜上仪同三司。澄有学识，传父业，尤尽其妙。历尚药典御、谏议大夫，封贺川县伯。父子俱以艺术名重于周、隋二代。

从许道幼、许景、许智藏，许奭、许澄皆为家传，五人中许澄任过尚药典御。

我们所熟知的《诸病源候论》的撰者巢元方则没有提及。而同是《诸病源候论》撰者吴景贤也仅在他人传中提及。《隋书·麦铁杖公传》记载："……及辽东之役，请为前锋，顾谓医者吴景贤曰：'大丈夫性命自有所在，岂能艾炷灸颓，瓜蒂喷鼻，治黄不差，而卧死儿女手中乎？'"

四、唐朝时期的医学教育

唐朝的医学教育，尽管家传和师授仍为培训医生的主要方式，就教育制度上说，政府主办的医学教育在继承隋制的基础上，已有了显著的发展，并且日臻完善。

（一）中央医学教育

唐朝的学制较为完备。从总体上可以分为中央政府直接设立的学校和地方设立的学校两大类。中央政府直接设立的学校，又分为直系与旁系两种。中央直系学校由国子监直接管辖，国子监又隶属于尚书省之礼部。国子监设祭酒1人，以总其成，职权相当于今之教育部长，中央直系学校分设国子学、太学、四门学、广文馆、律学、书学、算学，共称为"七学"。中央旁系的学校分为弘文馆、崇文馆、崇玄馆、医学和小学。其中医学直属于中书省辖下的太医署，而不归国子监管辖，属于专科学校性质。

1. 中央医学教育

（1）太医署 唐朝太医署承隋制，在人员配备上，似加强了医政的管理及教育的职责，在太医署下明确设医、针、按摩、咒禁四科，针科则为新设，各科均有博士、助教教授学生，有医工、医师辅助教学，并规定太医令、丞每季考核诸医针生一次，明显加强了太医署的教育职责。唐太医署仍有主药、药童以管理修合药材，药园师、药园生、掌固等栽培收采药材。同时，药园师还有培养药园生成为药师的责任。

唐太医署归执掌邦国礼乐郊庙社稷之事的太常寺管理。据《新唐书·志三十八》记载，太医署的人员组成是："太医署令二人，从七品下；丞二人，医监四人，并从八品下；医正八人，从九品下。令掌医疗之法，其属有四：一曰医师，二曰针师，三曰按摩师，四曰咒禁师。皆教以博士，考试登用如国子监。"

① 太医署的行政管理人员及其编制数：太医署设太医令2人（从七品下），掌管医疗之法，为太医署的最高行政官吏。丞2人（从八品下）为其助理，还有医监4人（从八品下）及医正8人（从九品下）负责管理教学。

② 太医署医学部分的分工及人数：唐朝太医署医学部分分为医、针、按摩和咒禁四个部门。每一部门都设有博士以教授学生。其下还设有助教、师、工等以辅助教学。《唐六典》中还有典学一职，专管抄录课业。关于各项分工的具体人数，在《唐六典》《旧唐书》和《新唐书》中记载不一。

③ 太医署药学部分的分工及人数：太医署药学部分总计52人，包括掌管药物的有府2人，管理文书的史4人，主药8人，药园师2人，药园生8人，药童24人，还有主管仓库及厅事铺设等事宜的掌固4人。

（2）入学资格 学生入学资格存在着等级观念。《新唐书》曾明确指出："考试登用如国子监。"据《新唐书·志三十四》记载："国子学，生三百人，以文武三品以上子孙若从二品以上曾孙及勋官二品、县公、京官四品带三品勋封之子为之；太学，生五百人，以五品以上子孙、职事官五品期亲若三品曾孙及勋官三品以上有封之子为之；四门学，生千三百人，其五百人以勋官三品以上无封、四品有封及文武七品以上子为之，八百人以庶人之俊异者为之；律学，生五十人，书学，生三十人，算学，生三十人，以八品以下子及庶人之通其学者为之。"

国子监学生来源，入国子学要求三品以上之官僚子弟，太学要五品以上官僚子弟，四门学要七品以上官僚子弟，其他如律、书、算学的学生，则可招收八品以下及庶民百姓子弟入学。允许庶民子弟考取属于应用科学的天文历算等学科，与封建时代将科学技术视为儒家学说的附庸，认为"德成而上，艺成而下""形而上者谓之道，形而下者谓之器""君子谋道"等思想影响是分不开的。

医药学教育虽然规定了"如国子监法"，但实际上并不一定比律、书、算更受重视，其学生很少来自官僚子弟。药学生还要从事药物的栽培和加工，实际体力劳动占了很大成分，因此《名医别录》才有"取庶人十六以上、二十以下充药园生，业成补药师"的记载。学生入学的礼节与教师的束脩，甚至也要由皇帝正式发布命令，如《唐摭言·两监》记载："神龙二年（706年）九月，敕学生在学，各以长幼为序，初入学，皆行束脩之礼礼于师。……其束脩三分入博士，二分助教。"《唐会要》记载："凡学生有不率师教者，则举而免之。"《唐会要》还有"诸生先读经文通熟，然后授文讲义，每旬放一日休假"和若考不及格者"酌量决罚"的记载。

（3）专业设置　唐朝医学分为四门。

① 医学：是唐太医署教学的重点，主要是培养医师。

据《旧唐书》记载："医博士一人，正八品上。助教一人，从九品下。医师二十人，医工一百人，医生四十人，典药二人。博士掌以医术教授诸生。医术，谓习《本草》《甲乙脉经》。分而为业，一曰体疗，二曰疮肿，三曰少小，四曰耳目口齿，五曰角法也。"

博士和助教主要负责以医术教授学生，医师和医工则帮助博士、助教，据载"凡医师、医工、医正疗人疾病，以其全多少而书之以为考课"。并对外诊病，而且要以其医愈病人数目来确定考课。

医师科下又分为5个专业，即体疗、疮肿、少小、耳目口齿、角法。其中体疗相当于内科，疮肿相当于外科，少小则是小儿科，耳目口齿即五官科。"角法"一词，出于晋代葛洪的《肘后备急方》，因古代用兽角制成的杯罐作为拔罐的工具而得名，故角法即拔罐疗法。40名医师科学生以20人为一组，共分两组，每组以11人学体疗，3人学疮肿，3人学少小，2人学耳目口齿，1人学角法。范行准认为，唐代医学科目中口齿科的设立，与当时蔗糖大量输入都市和制精糖法的输入，使龋齿患者增多，有着密切关系。

教法规定读《明堂》者，要使之验图识孔穴；读《脉诀》者，要通过递相诊候，懂得四时浮沉涩滑之状；读《素问》者，须达到精深熟悉的程度。临床课则要求识药性，知四时脉象与浮沉涩滑之状，验图知穴位。

体疗专业须修习7年，少小及疮肿修习5年，耳目口齿和角法修习年限均为2年。

根据其分科又各另有专科教材来看，医科中之内、外、儿、五官等科也应有专科教材，可惜有关文献均未予以记述。

② 针学：主要培养针师，到唐朝才独立设科。

据《旧唐书》记载："针博士一人，从八品下。针助教一人，从九品下。针师十人，针工二十人，针生二十人。针博士掌教针生以经脉孔穴，使识浮沉涩滑之候，又以九针为补泻之法。其针名有九，应病用之也。"

从上述规定看，针博士品级稍次于医博士，为从八品下，教授针生以经络、穴位、针法。针助教 1 人，为从九品下。并且专门设置针师、针工以辅佐针博士和助教的教学工作。

针科教学的教科书在《唐六典》中有明确规定：除了各科医生都要学习的《本草》《针灸甲乙经》等内容之外，针生习还要学习《素问》《黄帝针经》《明堂》《脉诀》。兼习《流注》《偃侧》等图，《赤乌神针》等经。业成者，试《素问》四条，《黄帝针经》《明堂》《脉诀》各二条。规定的这些兼习课目，均系五六世纪医学家的著作，距唐朝医学之教学活动不过百年左右，证明唐朝医学的教育思想很重视新经验的总结，并及时引入教学体系当中。如刘宋秦承祖的《偃侧图》、佚名的《明堂流注图》和张子存的《赤乌神针经》等，都是唐朝培养针灸医生必须学习的书籍，甚至连学习的书本在考试时应占多大比例也绳之以典章。临床课则以九针为器械，因病而施，察五脏之有余不足，然后用针，或补或泻。修业时间最长为九年。

此外，《唐六典》强调医科教学如国子监法，还规定"凡针生习业者，教之如医生之法"，即要求针科教学如医生之法，说明当时的教学要求是十分严格的。很有意义的是《唐六典》这样的书，把针科教学的一些十分具体的专业内容，也通过注文的形式，予以载录。如关于"九针"，即有如下详细说明："一曰镵针，取法于巾针，长一寸六分，大其头，锐其末，令不得深入，主热在皮肤者。二曰圆针，取法于絮针，长一寸六分，主疗分间气。三曰鍉针，取法于黍粟之锐，长二寸半，主邪气出入。四曰锋针，取法于絮针，长一寸六分，刃三隅，主决痈出血。五曰剑（铍）针，取法于剑，令其末如剑锋，广二分半，长四寸，主决大痈肿。六曰圆利针，取法于牦，直圆锐，长一寸六分，主取四肢痈、暴痹。七曰毫针，取法于毫毛，长一寸六分，主寒热痹在络者。八曰长针，取法于綦针，长七寸，主取深邪远痹。九曰火（大）针，取法于锋，长四寸，主取火（大）气不出关节。凡此九针，以法九州九野之分，九针之形及所主疾病毕矣。"至于治疗之时，则要求"先察五脏有余不足以补泻之"。并具体论述曰："人心藏神，肺藏气，肝藏血，脾藏肉，肾藏志，内连骨髓，外通津液，以四支、九窍、十六节、三百六十五部，必先知其病之所在。"九针的形状、功用、适应证都记载得非常详实，具有很强的可操作性。从九针的形态来看，针师不仅可以针灸治病，还可以进行简单的皮肤手术治疗疾病。

③ 按摩科：主要培养按摩生。

据《旧唐书》记载："按摩博士一人，从九品下。按摩师四人，按摩工十六人，按摩生十五人。按摩博士掌教按摩生消息导引之法。"

唐之按摩科明显不如隋之盛，隋朝有按摩博士 2 人，按摩师 120 人，按摩生100 人。唐初因之，贞观时减为 1 人，但其品级比医博士低一品三级，为从九品下。按摩师 4 人，按摩工 16 人，辅助博士进行按摩之教导。其下不再分科，但包括按摩、伤科、整骨等，有学生 15 人。修业时间最长为九年。

与隋朝相比，按摩科教学在唐初被大大削弱了，如将隋设按摩博士 2 人减为 1 人，将按摩师 120 人减为 4 人，另增设按摩工 16 人，按摩生也由隋之 100 人减为 15 人，使唐初太医署之按摩业的生员工比隋消减了 85%，这可能与当时推行精简的政策有关。关于按摩生的专业教学内容，《唐六典》按摩博士条注文云："崔实《政论》云：熊经鸟伸，延年之术。故华佗有五禽之戏，魏文有五槌之锻。《仙经》云：户枢不朽，流水不腐。谓欲使骨节调利，血脉宣通，即其事也。"说明按摩教学除《素问》《脉经》《本草》之外，专业学习的内容主要是导引、按摩等技术。《唐六典》卷十四载：

按摩博士掌教按摩生以消息引导之法，以除人八疾：一曰风、二曰寒、三曰暑、四曰湿、五曰饥、六曰饱、七曰劳、八曰逸。凡人支节府藏，积而疾生，导而宣之，使内疾不留，外邪不入。若损伤折跌者，以法正之。

一方面是通过消息引导术治疗除风、寒、暑、湿、饥、饱、劳、逸等八疾，使人骨节调利，血脉宣通；另一方面是以法治疗损伤折跌类疾患。可见当时的按摩科，除包括了今日推拿按摩的范围外，还包括正骨科在内。

④ 咒禁科：主要培养咒禁生。学习用宗教仪式和符咒治病，有时也加上一些民间的疗法。

据《旧唐书》记载："咒禁博士一人，从九品下。咒禁师二人，咒禁工八人，咒禁生十人。咒禁博士掌教咒禁生以咒禁，除邪魅之为厉者。"

咒禁科古代亦称祝由科，其设置第一与唐朝佛道二教的盛行有关。据《唐六典》记载，咒禁有两种，一为道禁，出于山居方术之士（道教）；二为禁咒，出于释氏（佛教）。就连唐朝大医孙思邈在其《千金翼方》中，也专列"禁经"两卷 22 篇，并说："斯之一法，体是神秘，详其辞采，不近人情，故不可推而晓也。但按法施行，功效出于意表。"第二是因为咒禁治病在中国医学里具有悠久的传统，清朝医家陆以湉《冷庐杂识》也说："禁咒治病，自古有之，往往文义不甚雅驯，而获效甚奇，殆不可以理测。"

要学习拔除邪魅为目标的咒禁方法，计有五法：存思、禹步、营目、掌决、手印。教学时，先禁食荤血，斋戒于坛场，然后讲授。修业时间最长为九年。内容以迷信成分居多，但对心理疗法等有一定的参考意义。

⑤ 药科：主要培养药园生。隋唐时期的医学教育，医学与药学已经分开，但仍统一由太医署掌管。太医署所设的药园，不但独立培训药学人才，而且承担医科及针灸、按摩等各科学生学习《本草》时辨药形、识药性的实习任务。

据《新唐书》记载："凡课药之州，置采药师一人。京师以良田为园，庶人十六以上为药园生，业成者为师。凡药，辨其所出，择其良者进焉。有府二人，史四人，主药八人，药童二十四人，药园师二人，药园生八人。"

据《旧唐书》记载："太医署……药园师二人，药园生八人，……药园师，以时种莳，收采诸药。"京师置药园1座，择良田3顷，用以栽培种植药材的同时，也进行教学。由药园师负责按季节栽培种植和采集诸药。药园生8人，招收年满16岁的"庶人"。他们的职责也很明确，"药园师以时种莳，收采诸药"，还有"凡药有阴阳配合，子母兄弟，根叶花实，草石骨肉之异，及有毒无毒，阴干曝干，采造时月，皆分别焉"。就是说，药园师负责授课并指导药园生的实践活动，药园生在药园内边学理论边实践，掌握各类药物的种植方法和收采时间以及辨别药物气味作用和炮制贮纳的知识，熟习各种药材的产地、优劣、性能、形状等，修业时间最长为9年。注中还详列了《神农本草经》《名医别录》及唐《新修本草》颁行后新增诸药，可以看出，唐朝医药学教育对最新知识及时吸纳，对权威药典也极为重视。

为了保证统治阶层用药和医、药教学之需要，在京师置药园之外，"凡课药之州，置采药师一人"。他们的职责也是"辨其所出，择其良者进焉"。孙思邈在论述道地药材之可用以进御者有133州，则唐朝各州县的这些采药师应当是负责采办各地道地药材以供进上的，他们共同构成了一个全国性药材采办网。这些采药师，多由药园生毕业后充用。

（4）课程设置　太医署的课程分为必修课和实践课。

必修课包括：公共基础课、专业课。公共基础课有四门：《黄帝内经·素问》《神农本草经》《针灸甲乙经》和《脉经》等。各个专业在修完公共基础课之后，再学习专业课，例如针科专业课有流注偃侧图、赤乌神针经，通过学习掌握浮、沉、滑、涩等脉象，经脉孔穴之循行和位置，九针的补泻方法和临床应用等。按摩科专业课包括消息引导的方法，即体疗、按摩、伤科、整骨有关的繁复和宜导方法，以及巢元方《诸病源候论》中的有关内容。咒禁科专业课包括禁食荤腥，沐浴斋戒，然后在坊场受法，利用宗教仪式和禁咒，加上一些民间疗法解治疾病。

实践课则体现在各门课程之中，例如学习《神农本草经》时，首先要认识本草的形态，学会认药。为了使学生能看图识药，从而加强对药物形态和功效的记忆和理解，唐政府编纂的药典《新修本草》中，还采取图文对照的形式。学习《针灸甲乙经》时，必须熟悉各腧穴的部位，让同学之间相互针刺，在实践中掌握针刺的手法和补泻的方法；在学习《脉经》时，让同学之间相互诊脉，在实践中掌握浮、沉、迟、数的脉候。总之，学习公共基础课的古典文献理论时，必须做到理论与实践相结合，融会贯通。

唐朝的这种课程设置与现代医学人才培养方案中的课程设置十分相似，既有必修课，又有实践课。遗憾的是，没有体现选修课的内容。不过，在1000多年前，能有这种理论与实践相结合的课程设置思想，已经十分难得。

（5）成绩考核　唐太医署的成绩考核包括入学考试和在校考试。

入学考试，是仿照国子监实行科举制（见前入学资格）。

在校考试则包括月考、季考和终考。月考，是每月由博士对各科学生进行考核；季考，是每季由太医令丞亲自主考；终考，是年终由太常丞总试。根据考试成绩决定是否毕业，考试成绩及格者可以毕业；考试成绩优秀者，医术已经超过现任医官，可以提前毕业。毕业后待遇与国子监的毕业生相同。考试成绩不合格者，不允许毕业；在九年之内仍不合格者，则令其退学。

（6）唐朝医生的选任　唐朝医生的考试及选用医生的方法是效仿国子监实行科举制度，将其分为生徒、贡举和制举三种。生徒，是由太医署及地方医学选取成绩优秀之学生，送太常寺，经考试合格者，可授予相应的官职。太医署在每届年终时，亦由太常丞总试，选取其中学业技术优良者补授医官。贡举，是未入学而先在州县考试及格，再至京师经太常寺考试合格的医生。796 年，规定各州府应阙医博士令长史访求选试，取其医术精良的人，具名呈报。已有出身的人，即予正授医官；未有出身的人，可令暂时权任，待经过四考以后，由州司奏闻，予以正授，不再由吏部选集。制举是除以上二途外，如有医术特别优良的人，可由帝王自行选举，称为制举。

可见，师承、家传、自学都是当时学校医学教育的重要补充。那些具有一技之长，但未受过学校医学教育的医生，也能够得到唐政府官方的认可，足见当时政府思想之开明。此举与今天《中华人民共和国中医药法》中对"以师承方式学习中医或者经多年实践，医术确有专长的人员"的规定如出一辙。自 2017 年 7 月 1 日起施行的《中华人民共和国中医药法》第十五条规定："中医医师资格考试的内容应当体现中医药特点。以师承方式学习中医或者经多年实践，医术确有专长的人员，由至少两名中医医师推荐，经省、自治区、直辖市人民政府中医药主管部门组织实践技能和效果考核合格后，即可取得中医医师资格；按照考核内容进行执业注册后，即可在注册的执业范围内，以个人开业的方式或者在医疗机构内从事中医医疗活动。"

（二）地方医学教育

地方政府设立的学校，也分为直系与旁系两类。地方直系学校在府有府学，在州有州学；州、府以下，县有县学，县内又有市学与镇学。府、州、县、市、镇的学校均由长史管辖，而直隶于国子监。地方上旁系学校有二：一为各府、州设置的"医学"；二为各府、州设置的"崇玄学"。其中医学亦直隶于中央，并受太医署管辖。

唐朝将全国划分为十道，每道下设州县，塞外则成立六都护府，下设都督府及州。唐初，629 年 9 月，于全国各州府设立医学，有医学博士及学生。开元十一年（723 年）7 月，因僻远州郡缺乏医学，便令各州设置职事医学博士 1 员，阶品与录事相同。各州需备本草和《百一集验方》与经史一同贮藏，并置助教以辅导医学。

不久，医学博士和学生都被取消，僻远州郡缺医如故。至开元二十七年（739年）2月，复令10万户以上州置医生20人，10万户以下州置12人，各于该省境界内巡医疗（《唐会要》卷八十二医术）。永泰元年（765年）复置医学博士，三都督府、上州、中州各有助教1人，三都学生30人，都督府、上州20人，中州、下州10人。

唐朝皇帝还经常发布诏令对地方医学的设置加以关注。《唐会要》卷八十二医术载：

贞观三年九月十六日，设诸州治医学。至开元十一年七月五日，诏曰："远路僻州，医学全无，下人疾苦，将何恃赖！宜令天下诸州，各置职事医学博士一员，阶品同于录事，每州《本草》《百一集验方》，与经史同贮。"至二十七年二月七日敕，十万户以上州置医生二十人，十万户以下置十二人，各于当界巡疗。

从文献记载分析，地方医学教育在公元8世纪以后并不景气。如开元元年（713年）改医药博士为医学博士，诸州置助教，"写《本草》《百一集验方》藏之"。不久医学博士、学生皆无，僻州少医缺药状况依然如故。开元十一年（723年）再次下诏。开元二十七年（739年）敕复置医生，掌州境巡疗。永泰元年（765年）亦有复置医博士的诏令。贞元十二年（796年）三月十五日敕，历数了贞观初年诸州各置医博士的诏令、开元中兼置助教，简试医术之士，申明巡疗之法的诏令。但"比来有司补拟，虽存职员，艺非专精，少堪施用"。因而，"自今以后，诸州应阙医博士，宜令长史各自访求选试，取艺业优长，堪效用者，具以名闻"。

地方医学教育表面上看虽然是掌管百姓医疗事务，实际上主要还是为州府官僚服务的。如《唐六典》载："医学博士以百药救疗平人有疾者，下至执刀、白直、典狱、佐、使，各有其职，州县之任备焉。"《唐会要》又载，开元十一年七月五日诏曰："远路僻州，医学全无，下人疾苦，将何恃赖！"但是，能够在各州府普遍设立医学，把医学教育推广到全国范围内，无疑是唐朝医学的一大进步，在封建社会尤为难得。

综上所述，唐朝的医学教育对我国后世医学教育起到了深远的影响。

第一，唐朝医学教育以学校教育为主，既有中央政府的太医署办医学校，也有地方府、州、县办的医学校。

第二，学校教育中入学考试、专业设置、课程设置、成绩考核等内容都较为完善。

第三，尤其在课程设置中，体现出理论课与实践课相结合的教学理念；并且在必修课中设置了公共基础课＋专业课的新模式，是现代人才培养方案中课程设置的思想萌芽。

第四，能够在各州府普遍设立医学，把医学教育推广到全国范围内，是唐朝医学教育的一大进步。

第五，师承、家传、自学也是当时学校医学教育的重要补充。那些具有一技之长，但未受过学校医学教育的医生，也能够得到唐政府官方的认可，足见当时政府思想之开明。

五、结论

隋唐时期，承袭了魏晋南北朝时期两种传承方式。在医学官学教育方面，经过隋朝的发展，唐朝的官学教育已日臻完善，既有中央医学教育机构，又有地方医学教育机构，把医学教育推广到全国。在私学传承方面，家传师授的传承方式在民间仍是培训医生的主要方式。

第四章

宋金元时期的
医学传承

公元960年，赵匡胤发动兵变，代周立宋，建都汴梁（今开封），史称北宋。北宋只完成了中原和南方的统一，在北方尚有辽政权，西北有西夏政权。1115年，完颜阿骨打建立了金政权，发展壮大，遂于1125年灭辽，1127年灭北宋。宋之康王南渡，建都于临安（今杭州），史称南宋。此后南宋、金、西夏并立，直到13世纪相继为蒙古政权所灭。所谓两宋时期，即包括南北宋、辽、金、西夏。

元代是由蒙古族统治者建立的统一王朝。1206年，成吉思汗建国于漠北，号大蒙古国。1235年，窝阔台在哈剌和林城（即和林）建都；通过不断的征服战争，大蒙古国统治了亚洲和欧洲广大地区。1260年，忽必烈即位，遵用汉法，改革旧制，以开平（今内蒙古正蓝旗东）为上都，燕京（今北京）为中都，将政治中心南移。1271年，改国号为大元；第二年把燕京改为大都。1276年，灭南宋，使中国实现了统一的局面。到1368年，明军攻入大都，元朝灭亡。

一、宋金元时期的教育概述

宋王朝采取重文的政策，具体表现在重视科举、几次兴学运动及提倡理学思想各方面。一般地说，宋朝在教育对象上相对打破了严格的门阀贵族的限制，扩大了范围。客观上也刺激了学术思想与教育的发展。同时，教育的权利亦更加集中。宋朝的教育制度和措施可以分为科举、官学、私学、书院等方面。这几方面在不同的历史条件下，在不同的政治要求下，其发展的步伐和盛衰亦有所不同。

元朝在采用"汉法"的政策下，在文化教育方面的措施首先是"崇儒"。这特别表现在尊孔与推崇理学家的活动上。尊孔在元太祖时即已开始。成宗即位之初，诏书中崇奉孔子。元朝采取了一些理学家的主张，当元朝下令将朱熹的《四书集注》定为科举考试的标准参考书时，理学思想的影响达到顶点。元朝吸取了过去两宋、辽、金的经验，在初期即设置了学校，举行了科举考试。元代的学校制度主要有四个方面，一是国学，二是地方乡学，三是书院，四是社学。

二、宋金元时期的医学发展与传承

宋金元时期，国家重视医药事业的发展与传承。宋金元政府均设有较完整的医药卫生行政机构，制定一系列医事制度和法规。

（一）两宋时期的医学发展与传承

1. 临证各科的成就与医学传承

在内科方面，两宋时期，关于内科杂病方面的理论和医疗实践都有新的发展，尤其是对风证、水肿病和脚气病的认识。宋太医局专设有"风科"。风证，自《黄帝内经》以来，历代都有进展，两宋时期的显著成就，在于区分了"真风"（外风）和"类风"（内风）。我国医学中的"风证"概念，其含义十分广泛，过去多以外风侵袭立论。张锐的《鸡峰普济方》把水肿病区分为多种不同类型，施以不同治法，为水肿病的理论研究和临证治疗提供了丰富的参考资料。董汲于1093年撰《脚气治法总要》2卷，对脚气病因、发病情况、治疗方法等，都有深入细致的探讨，如"阴阳虚实，病之别也；春夏秋冬，治之异也；高燥卑湿，地之辨也；壮老男女，人之殊也"。并根据这一原则，订出46方，分总治法、寻常法，治其偏阴、偏阳，治老人血枯，治虚、实、风、湿与风湿相兼、风湿夹虚、风湿瘴疠，以及外治法等，是一部较全面的脚气病专著。

在外科方面，宋朝陈自明著《外科精要》，标志着外、伤科的分立，在唐以前称战伤谓之金创折疡，并无明确的外科、伤科之称。宋、元时期皆有专门设置疡科。《太平圣惠方》最早载述了"内消"与"托里"的治法。《圣济总录》提出"痈疽内热，甚于焚溺之患，治之不可缓"，并主张内外兼治。又提出痈疽初起时，要区分疽、痈、疖的差别，按病变过程采用不同治法。其手术器械已有刀、针、钩、镊等。还总结出"五善""七恶"，作为判断预后的依据。《卫济宝书》1卷，约撰于12世纪初年，原撰人佚名，东轩居士增注。书中主要论述痈疽证治，癌、瘭、疽、瘤、痈五发图说以及试疮溃法、长肉、溃脓法、打针法、骑竹马灸、灸恶疮法等，并介绍了40首外科方剂的应用，最早记载了癌字（此指深部脓肿，并非恶性肿物）。《仁斋直指方论》为杨士瀛撰于1264年，描述癌为："上高下深，岩穴之状，颗颗累垂……毒根深藏，穿孔透里……"实际上，这种论述已认识到某些癌肿的特征。《集验背疽方》为李迅1196年撰，1卷，原书已佚，现存书为《四库全书》辑佚本。该书特别指出发疽有内外之别：外发者体热、肿大、多痛、易治；内发者不热、不肿、不痛，为脏腑深部病患，则较难治。这是重要的发现，已接触到不同性质肿物的规律。《外科精要》为陈自明于1263年撰成，3卷。强调外科用药，亦应根据脏腑经络虚实，因证施治，不可拘泥于热毒内攻之说，遍用寒凉克伐之剂，这种把辨证施治的原则运用于外科临证，对后世也很有影响。《外科精要》取材于《黄帝内经》以来历代外科资料和当代名医之经验，著论50余篇，提出外科疮疡（痈疽），并不单是局部病变，而与人体脏腑气血寒热虚实变化有关。临证治疗应贯彻审因察证，对证施治原则，"治当寒者温之，热者清之，虚者补之，实者泻之，导之以针石，灼之以艾柱，破毒溃坚，各遵成法，以平为期"。他抨击了当时外科证治中种种不良倾向，初步树立了"治外必本诸内"的指导原则。

在妇产科方面，两宋时期，妇产科很发达，产生一批妇产科专著。如杨康候（字子健）的《十产论》（1098年），除正产外，论述了伤产、催产、冻产、热产、横产、倒产、偏产、碍产、坐产、盘肠产等十种难产情况及处理方法，是论产最详备的著作之一。其中转胎手法是医学史上异常胎位转位术的最早记载。虞流在《备产济用方》（1140 年）中，记载了用全兔脑制成的"神效催生丹"，合于现代科学探明的脑垂体后叶激素有收缩子宫作用之机制。朱端章所撰之《卫生家宝产科备要》8 卷（1184 年），论述了妊娠、胎产、新生儿护理和妇产科疾病的治疗，辑录了现已遗失的若干妇产科方书内容，至今仍受医家重视。陈自明，江西抚州人，三世医家，曾任医学教授，对医学理论、伤寒诸证及痈疽外科等方面均有独到研究，尤精于妇产科，著有《妇人大全良方》。该书撰于 1237 年，共 24 卷。该书与前代妇产科著述比较，有两个显著特点，其一是内容提纲挈领且丰富全面，改变了前代著述"纲领散漫而无统"的状态，该书将妇产科内容分为调经、众疾、求嗣、胎教、妊娠、坐月、难产和产后八门，每门下再分证候，共著 260 余论，论后附方多种，编排有序，条理井然；其二是能联系脏腑经络等中医基础理论来论述妇产科疾病的证治，改变了以往偏于就证列方的做法。如对闭经证，能联系脾肝病机，提出"滋其化源，其经自通"。后代妇产科论著，摘录其书内容甚多。《妇人大全良方》可谓是一部内容丰富的总结性妇产科专著，并长期为后世所应用。

在儿科方面，两宋时期，儿科已经发展成为一个独立的专科，并取得重要成果。最著名的医家钱乙（约 1035～1117 年），字仲阳，山东郓州东平（今山东省东平县）人，专业儿科四十余年，积有丰富的临证经验。后经其弟子阎孝忠（或作季忠）于 1119 年把他的理论和经验整理成《小儿药证直诀》，共 3 卷。该书在理论上系统地论述了小儿的生理、病理特点：生理上"五脏六腑，成而未全，全而未壮"；病理上，"易虚易实""易寒易热"；治疗上，主张以"柔润"为原则，反对"痛击""大下"和"蛮补"，强调补泻要同时调理，以善其后。根据这些原则，创制了一些儿科专用方剂。如治痘疹初起的升麻葛根汤，治疗小儿心热的导赤散，治脾胃虚弱、消化不良的异功散，以及治肾阴不足的六味地黄丸等，皆有较好的疗效，为后世医家所常用。对于痘疹（天花）、水痘、麻疹等发疹性儿科传染病，已能进一步鉴别，并详载其证候及治法。总之，该书颇有创见，对后世儿科的理论与实践，具有指导作用。另外一部著作《小儿卫生总微论方》，发现小儿脐风与大人破伤风为同一种疾病，主张烧烙断脐，并用烙脐饼子以防脐风。在 1884 年德国医学家尼可莱尔（Nicolaier）发现破伤风杆菌以前 600 年，这种见解和方法是十分可贵的。本书还载有骈指截除等小儿先天性畸形疾患的治法，有一定价值。还记载有 10 种不同指纹的形状及其所主证候等，至今被儿科临证所沿用。

在针灸科方面，两宋时期，针灸学有很大发展，仅北宋就有 30 种左右的针灸学著作，许多医书如《太平圣惠方》中，均有针灸内容。著名的代表是王惟一，他是北宋翰林医官尚药奉御，受诏于 1027 年设计铸造了两具针灸铜人，一座置于医官院，一座放在大相国寺。铜人以成年男子体型为标准，内藏脏器，外壳可拆可装，体表刻有穴位，旁注穴名。教学或考试时，体表用蜡封闭，内灌水（或说汞），针刺中穴，针入水出，否则便进不了针。这是世界医学教育史上形象实物教学法的一种创举。王惟一还撰写了《新铸铜人腧穴针灸图经》3卷，绘有针灸偃侧人形图。该书载腧穴657个，除去双穴重复则有腧穴354个，与《针灸甲乙经》相比，增加三个双穴（青灵、厥阳俞、膏肓俞）和二个单穴（灵台、阳关）。在穴位排列上，兼顾经络穴位的系统性和便于临证应用两方面。卷1、卷2按《外台秘要》体例，按十二经和任督二脉的经络循行排列，卷3讨论腧穴主治，则采《针灸甲乙经》之长，躯体头面部分按身体部位排列，四肢穴位仍按十二经排列。宋政府曾将此书颁行天下，又将其文字和24幅图形刻于石碑，与针灸铜人并列于汴梁大相国寺，供民间医家参观学习。铜人之铸造和图经之颁行，对厘定穴位，订正谬误，统一各书之差异，加强针灸学术之科学性，有重要意义。另外比较著名的还有王执中的《针灸资生经》、窦默的《标幽赋》、（五）闻人耆年的《备急灸法》等著作。

在诊断学方面，《崔氏脉诀》为南宋崔嘉彦著，成书于1189年。崔氏为南宋孝宗时的道士，号紫虚真人，故其书又称《崔真人脉诀》《紫虚脉诀》。以《黄帝八十一难经》的浮、沉、迟、数为纲，以风、气、冷、热主病，将《脉经》的24脉加以论述，精炼了脉学，体现了"由博返约"的发展特点。由于该书以歌诀写出，易于习诵，流传较广，为历代医家所重视。《察病指南》为南宋施发撰于公元1241年，以脉诊为主，兼及听声、察色、考味等法，为现存较早的诊断学专著。书中根据手指觉察出来的脉搏跳动情况，绘制了33种脉象图，以图示脉，是人体脉搏描述上的一个创举。欧洲在1860年才有法国人马瑞的脉搏描记器问世，这比施发的发明要晚600多年。《刘三点脉诀》为宋代刘开撰于公元1241年，它将七表八里脉法，总括为浮、沉、迟、数四类，分别隶于寸、关、尺三部主病，予以概述，亦别具一格。指纹法，一般用在儿科诊断方面，主要是观察3岁以下小儿食指掌面靠拇指一侧的浅表静脉，分为气、风、命三关。宋代还有多部著作记载了指纹观察法。例如，刘昉于1150年撰写的《幼幼新书》中载有虎口三关指纹检察法，《小儿卫生总微论方》中记载有10种不同指纹的形状及其所主证候等，至今被儿科临证所沿用。

在病因病机方面，在病因研究方面，南宋陈言于1174年撰《三因极一病证方论》，在张仲景的"三因致病说"基础上进一步阐发，将病因分为三类：一为外因，"六淫，天之常气，冒之则先自经络流入，内合于脏腑，为外所因"；二为内因，"七情，人之常性，动之则先自脏腑郁发，外形于肢体，为内所因"；三为不内外因，诸如生活不节、虫兽所伤、金疮折跌、畏压缢溺等。这种分类虽与张仲景略同，但内容有所发展，即对各类病因概括得更加具体，其范围亦较全面，因此更符合临床实际，使中医病因学说更加系统化、理论化。三因分类的原则，一直为后世病因著述所遵循。在病机学说方面，自《黄帝内经》以来，历代都有所进展。唐朝王冰补入《黄帝内经》的七篇大论，其中《至真要大论》中有专论病机的十九条，论述了一定证候与六气、五脏病变的关系，丰富了中医的病机学说，成为后世各时期论述中医病机学说的主要依据。

在解剖学方面，两宋时期，人体解剖的记述有很大发展，不但积累了更多的尸体解剖经验，而且开始据实物描绘成图。当时主要图著有二：其一为宋仁宗庆历年间由吴简主持编绘之《欧希范五脏图》。它是根据欧希范、蒙干等56人被处决时现场解剖所见绘制，主要记述了人体内脏心、肺、肝、脾、胃、小肠、大肠、膀胱等的形状和位置，其中多数记载是正确的，也有不实之处，如认为喉中有三窍，即食、气、水，"互令人吹之，各不相戾"。也有病理观察，如欧希范少得目疾，其肝有白点；蒙干生前患咳嗽，肺胆俱黑。其图著已佚，但在《梦溪笔谈》等书中有所引录。其二为北宋末年医生杨介整理的《存真图》。它是根据宋徽宗崇宁年间，在泗洲处死犯人的尸体解剖整理而成，记载了人体内脏和十二经脉图，原图著已佚，但从宋代朱肱的《内外二景图》、明代高武的《针灸聚英》和杨继洲的《针灸大成》中，能见到其部分图谱，有《肺侧图》（胸部内脏右侧图）、《心气图》（右侧胸腹腔主要血管关系图）、《气海横膜图》（横膈膜及其上的血管、食管图）、《脾胃包系图》（消化系统图）、《分水阑门图》（泌尿系统图）、《命门、大小肠膀胱之系图》（生殖系统图）等。这些图谱和文字说明大体正确，并有探索人体生殖系统之意向。后世医书的引录，说明了它对医疗实践也起到了一定的指导作用。

在法医学方面，宋朝法医学显著发展，出现了内容更为丰富的法医学专著。最初有佚名的《内恕录》，南宋时期，有郑克的《折狱龟鉴》，载395个案例，提出"情迹论"，重物证，反对酷刑。桂万荣撰《棠阴比事》，载144例。后有《检验格目》与《检验正背人形图》等著作问世。标志着法医学日益走向规范化。这些法医学著作的出现，有一定的历史作用。但真正具有重大价值，并且影响于国内外的法医学专著，则为宋慈的《洗冤集录》。宋慈（1186~1249年），字惠父，福建建阳（今福建省南平市）人。进士出身，他总结了三次出任刑狱官的执法经验，并请教于医师，于1247年撰成《洗冤集录》5卷。该书材料充实，内容丰富，论说简明，分析透彻，语言形象而生动，比较切合实际。数百年来，"听讼诀狱，皆奉《洗冤集录》为圭臬"，成为处理死伤狱断案的法典和依据。从13世纪到19世纪末，在国内一直沿用600多年，后世的法医学著作大多以该书为蓝本写成。它比国外最早系统的法医学著作，即1602年意大利出版的菲德里（Fortunato Fedeli）所著《新编法医学》一书早350余年。因此出版后，很受各国重视，先后被译为朝、日、英、德、俄等多种文字，在世界法医学史上有一定的影响和地位。

2. 古籍编撰、综合方书与医学传承

宋政府于公元1057年专设"校正医书局"，集中了一批当时著名的学者和医家，如掌禹锡、林亿、高保衡、孙兆、秦宗古等，有计划地对历代重要医籍进行搜集、考证、校勘和整理，历时十余年，在1068~1077年间陆续刊行了《素问》《伤寒论》《金匮要略》《金匮玉函经》《脉经》《针灸甲乙经》《诸病源候论》《备急千金要方》《千金翼方》和《外台秘要》等。校勘整理，十分严谨，如对《素问》的整理补注，就"正谬误者六千余字，增注义者两千余条"。医学典籍与古医籍的审定，对当时的医学发展和后世医籍的传播都有重要的贡献。

宋政府还组织专业人员多次编校、刊行了多部本草书籍和方书，如《开宝本草》《雍熙神医普救方》《太平圣惠方》等。宋元医家对著名医籍也进行了大量的研究工作。对《伤寒论》的研究，可以说是蔚然成风，当时研究《伤寒论》的著述多达数十种。其中重要的有韩祗和《伤寒微旨论》2卷（1086年），庞安时《伤寒总病论》6卷（1100年），朱肱《伤寒类证活人书》（1107年），许叔微《伤寒百证歌》《伤寒发微论》《伤寒九十论》，成无己《注解伤寒论》10卷（1144年）、《伤寒明理论》4卷（1142年）等。宋代《太平圣惠方》《圣济总录》等方书中也有食疗食养内容，如用鲤鱼粥或黑豆粥治疗水肿、杏仁粥治疗咳嗽等。

3. 本草学成就与医学传承

在本草学方面，两宋时期对本草书的编撰十分重视，973年宋廷即诏令翰林医官刘翰、马志等9人重修本草，他们在《新修本草》和《蜀本草》的基础上，以《本草拾遗》为参考，编撰了《开宝新详定本草》。次年（974年）又经李昉等重新校勘，定名《开宝重定本草》，共20卷，简称《开宝本草》，记载药物983种，新增139种。嘉祐二年（公元1057年）又命掌禹锡、林亿、苏颂等再次编撰，于1061年刊行《嘉祐补注神农本草经》21卷，简称《嘉祐本草》，记载药物1083种。与此同时，宋廷向全国征集各地所产药材，并令注明形态、采集季节和功用等。对进口药材，则要求查询收税机关和商人，辨清来源，选出样品，一并送交京师。这实为一次全国性的药物大普查，全国呈报的州郡达150多个。这些资料由苏颂整理加工，于1061年编撰成《本草图经》。全书20卷，载药780种，在635种药名下绘图933幅，其中增加民间草药103种。该书重在图谱，订伪求实，可操作性强，而与之相辅而行的《嘉祐本草》则重在拾遗补阙，记述较详。北宋中期民间医家唐慎微（约1056~1093年）所撰的《经史证类备急本草》是本草学又一次重要总结，简称《证类本草》。唐慎微，字审元，出身世医，原居蜀州晋原，后在成都行医。他以《嘉祐本草》《本草图经》为基础，又广集宋以前本草文献和经史书籍所载之药物，约于公元1082年编撰成《证类本草》32卷，约60万字，载药1558种，比《嘉祐本草》增药476种。其中如灵砂、桑牛等药物皆为首次载入。在编撰体例上，该书每药下随文附图，有论说、主治、功用、炮炙方法与附方。药下附图，查阅时有按图索骥之便，为以前有绘图之本草著作所未及。药下所附制法，较切合实用，后《修事指南》即是抄录该书有关炮炙部分而成。药下附方共3000首，方论1000余条，对方剂学亦有较大的贡献。该书付印后，又由集贤院学士孙升加以重刊，故受到普遍重视。后来政府在此书的基础上，稍加修订，作为国家药典颁行，先后有《经史证类大观本草》《政和新修经史证类备用本草》《绍兴校定经史证类备急本草》

问世。1249 年，张存惠增入寇宗奭之《本草衍义》，以《重修政和经史证类备用本草》刊行，共 30 卷，载药 1748 种。此书流传 500 余年，一直为本草学的范本。

（二）金元时期的医学发展与传承

医学流派的形成是金元时期医学上较为突出的成就。清朝《四库全书》说："儒之门户分于宋，医之门户分于金元。"金元时期由于医家所处的时代、环境、条件不同，临床经验不同，从而学术主张也不同。当时形成了以金元四大家为代表的不同学派学术争鸣的局面。开放的学术氛围、丰富的理论内容，对医学的发展，起到了促进作用。

1. 临证各科的成就与医学传承

在内科学方面，李杲的《脾胃论》是内科脾胃病的专著，其中许多方剂对内伤杂病有较高的实用价值。葛可久于 1348 年撰《十药神书》1 卷，创制 10 首良方。例如，甲字十灰散、乙字花蕊石散等，分为止血剂、止嗽剂、祛痰剂、补养剂等。还具体地阐述了证的分型与方的分类，为治疗肺痨病提供了可以遵循的法则，得到医学界的重视。

在外科学方面，齐德之的《外科精义》对外科疾病的病因、病机和诊断方面都有一些新的观点，较为全面地总结了宋元时期外科学领域中的新成就。他批评《外科证治》中那种"不诊其脉候，专攻其外"的做法，阐明其书之宗旨为"首载诊候入式之法，次论血气色脉参应之源，后明脉之名状，所言证候及疮肿逆从之方，庶使为疮肿科者，览此则判然可晓"，同样强调整体观和辨证施治的观念。在外科学术上，他发展和丰富了外治、内治、内消、追蚀和托里诸法，其所载之温罨、溻渍、浴渍诸法，具有温热作用，其机制与近代西医外科中水疗法相似。

在伤科方面，《永类钤方》与《世医得效方》两部著作中的有关内容，对骨伤科贡献极大。《永类钤方》是李仲南所撰，共 22 卷。最后一卷为"风损伤折"，即骨伤科专篇。在载录唐代《仙授理伤续断秘方》主要内容的基础上，又增添了许多新经验。其中对头（颅）骨、脊柱、胸骨、肱骨、前臂（尺、桡）骨、指骨、髌骨、小腿（胫、腓）骨的骨折，和颈椎、肩关节、肘关节、髋关节、膝关节、踝关节及髌骨的脱位，在整复和固定技术上均有新发展，其所用之四夹板固定、竹箍箍住法（用于膝关节，对髌骨骨折后，关节内形成血肿，其治疗"须用针刀去血"，不使破碎的骨块在密闭的充满血肿液体的关节囊内浮动。贴药后用"竹箍箍住"，这可能是后世"抱膝器"的前身）等均属创造性发明。特别是创制了缝合针——"曲针"，引丝线或桑白皮线，由内向外逐层缝合，堪称伤科史上的重要发明，是我国伤科文献中的首次记载。《世医得效方》是危亦林所撰，共 20 卷，对整骨金镞设专篇论述，水平较高。书中"正骨兼金镞科"中，除论述各种骨折和脱臼的治法外，有关麻醉法和悬吊复位法的记载比较突出。危亦林提出："诸骨碎、骨折、脱臼者，与服麻药二钱，和酒调下，麻到不知痛处，或用刀割开，或剪去骨锋者，以手整顿骨节，归原端正，用夹夹定。"所用麻药为曼陀罗、乌头；止痛药为没药、乳香、川椒等。注意事项中提出施行麻醉要根据患者的体质、年龄、出血情况而定，这比日本、欧洲使用全麻药要早近五百年。关于悬吊复位法，该书记载"凡挫脊骨，不可用手整顿，须用软绳从脚吊起，坠下身直，使其骨自归窠"，然后用大桑皮、杉树皮衬贴，用软物加以缠夹固定。对颈椎骨折脱位，提出"用手巾一条，绳一茎，系在枅上，垂下来，以手巾兜缚颏下，系于后脑，杀缚，接绳头"，令患者端坐于大型酒坛上，然后以脚踢去坛子，进行牵引复位。这种悬吊复位法，是伤科史上的创举。

在儿科方面，《活幼心书》是元朝儿科医生曾世荣所撰，共 3 卷。卷上将儿科疾病编成歌赋 75 首；卷中将儿科疾病分别立论 43 篇，附补遗 8 篇；卷下信效方，选录切于实用的儿科验方。

在诊断学方面，元朝滑寿于 1359 年所撰的《诊家枢要》，首次论述脉象大旨及辨脉法，颇多创见。之后简析 30 种脉象，比《脉经》所列脉象有所增加，但遵《黄帝八十一难经》之旨，以浮、沉、迟、数、滑、涩六脉为纲，提出了浮沉、迟数、虚实、洪微、弦紧、滑涩、长短、大小 8 对阴阳对立脉象，也体现了脉学由博返约、掌握纲要之精神。

在舌诊方面，元朝敖氏所著《金镜录》《点点镜》二书，内容主要讨论伤寒的舌诊，列舌象图 12 幅。后来杜清碧认为 12 幅图不能概括伤寒的所有舌象，又增补了 24 图，合为 36 种彩色图谱，取名《敖氏伤寒金镜录》，其中 24 图专论舌苔，4 图论舌质，8 图兼论舌苔和舌质。图中所载舌色有淡、红、青 3 种；论舌面变化有红刺、红星、裂纹等；苔色有白、黄、灰、黑四种，苔质有干、滑、涩、刺、偏、全、隔瓣等描述。对主要病理舌象，基本都已提到。每图还有文字说明，结合脉象阐述所主证候的病因病机、治法和预后判断等。为我国现存第一部图文并茂的验舌专书。

在法医学方面，元朝于 1279 年有《结案式》一书，有一半法医学内容，首次同时提到法医学尸体检查、活体检查、物证检查三大组成部分，发展了《洗冤集录》，并纠正了《洗冤集录》中的某些错误。1308 年王与撰《无冤录》，报告两例死后分娩情况，考证了"滴血验案法"的历史等，该书对古朝鲜、日本均有一定影响。

在针灸学方面，滑寿于 1341 年撰成《十四经发挥》。此书在针灸学术上有两大贡献，一是对经络理论很有研究，提出奇经八脉的任、督二脉，一在前一在后，前后包括腹背皆有专穴，和其他奇经不同，应与十二经脉相提并论而成为十四经，后世多遵其说。二是在《黄帝内经·素问》《黄帝内经·灵枢》的基础上，通考腧穴657 个，对十二经之次第，经脉之始终，经络之交会，穴位之名称、位置等，均详加考订，释名释义，绘图示意，在提高针灸学术的系统性和科学性上，也有重要意义。滑寿，字伯仁，晚号樱宁生。在医学上从名医王居中学习，精通《黄帝内经》《黄帝八十一难经》等古医籍。后随高洞阳专学针法，而擅于针灸。

2. 本草学的成就与医学传承

在本草方面，金元时期不但重视食物的治病研究，还对食物的营养及调配进行了探索，元朝忽思慧《饮膳正要》就是一部论述食物营养、饮食卫生和食物疗法的本草专著。忽思慧在元朝曾任饮膳太医十余年，他总结了多年宫廷御膳的经验，又参考了诸家本草和方书中营养卫生知识，于1330年撰成《饮膳正要》3卷。全书的主旨在于"食补"，从本草中选出无毒副作用，可以久食的补药，与饮食配合，调和五味，供御膳用，如马思答吉汤、牛髓膏子等。书中对日常食物如米谷、禽兽、菜果等性味、功用论述详细，还以正常人膳食标准立论，制定一般饮食卫生法则。如夜晚不可多食，主张睡前刷牙，食后漱口等。此外，还论述了各种点心、菜肴的配制成分及烹调方法，食物中毒的防治法，妊娠妇女与乳母的饮食宜忌等。另外，元朝还有《日用本草》《饮食须知》等食养著作。

三、宋朝的医学教育

北宋时期的医学教育与三次兴学运动密切相关。首先是以范仲淹为首的仁宗庆历兴学，其次是王安石为相时的神宗熙宁兴学，最后是徽宗崇宁兴学。

宋朝开国之初，承唐制，设有太医及翰林医官。其时太医管理机构亦仿唐制称太医署，但此时太医署并无医学教育职能，官办医学教育体系尚未建立，欲得高明医生，只是按照科举的办法，向民间考选。如太祖开宝四年（971年）诏："《周礼》有疾医，掌万民之病；又，汉置本草待诏，以方药侍医。朕每于行事，必法前王，思得巫咸之术，以实太医之署。其令郡国求访医术优长者，咸籍其名，仍量赐装钱，所在厨传给食，速遣诣阙。"宋太宗雍熙四年（公元987年）亦曾下诏各地选送良医至太医署。同年"九月癸亥，校医术人，优者为翰林学生"。至道二年（公元996年），其礼部侍郎兼起居监察贾黄中中风猝死，令太宗深感良医太少，乃"大搜京城医工，凡通《神农本草》《黄帝难经》《素问》及善针灸药饵者，校其能否，以补翰林医学及医官院祗候"。

太宗淳化三年（992年）也有诏令说："令太医署选良医十人，分于京城要害处。听都人之言病者，给以汤药；扶疾而至者，即与诊视。"同年，改太医署为太医局。

这些资料表明宋初尚未有正式的官立医学教育。因为，就连当时的国子学由于重试不重学，也是"就试试已，则生徒散归，讲官倚席，但为游寓之所，殊无肄习之法，居常听讲者，一二十人尔"，更遑论医学教育了。

（一）庆历兴学时期的医学传承

官办医学教育的举办，始于仁宗庆历年间。庆历三年（1043 年），时值范仲淹主政，变革只重科举，不重教育；只管收益，不管投资之弊，推行庆历新政，实施教育改革，采取了变革科举考试制度、设立州县学和振兴太学等一系列措施，史称"庆历兴学"。范仲淹的庆历新政当时受到极大阻力，许多措施均实行不久，大约一年多就失败了。但作为中央医学教育机构的太医局延续了下来。

1. 隶属于太常寺的太医局

素以"不为良相，则为良医"的名言为医家称颂的范仲淹，于庆历四年（1044 年）上奏仁宗："臣观《周礼》，有医师掌医之政令，岁终考其医事，以振其禄。是先王以医事为大，著于典册。我祖宗朝置天下医学博士，亦其意也。即未曾教授生徒。今京师生人百万，医者千数，率多道听，不经师授，其误伤人命者日日有之。臣欲乞出自圣意，特降敕命，委宣徽院选能讲说医书三五人为医师，于武成王庙讲说《素问》《难经》等文字，召京师习医生徒听学，并教脉候及修合药饵，其针灸亦别立科教授。经三年后，方可选试，高等者入翰林院充学生祗应。仍指挥今后不由师学，不得入翰林院。"范仲淹的意图是要通过设立医学教育，以考选真正有水平的翰林医官。仁宗同意所奏，并于庆历四年三月二十五日下诏，让国子监于翰林院选讲说医书之人，按范仲淹奏章所言于武成王庙进行讲学。不料国子监声称武成王庙为"儒者讲学之地，不宜令医官讲说对列"，并提出根据唐朝成例，太医应隶属太常寺，建议由太常寺组织讲学，国子监可提供所需书籍云云。这一推托反而催生了宋朝太医局。稍后太常寺奏章便说道："近置太医局，领属本寺。"太医局按范仲淹的建议，请到宫中尚药奉御孙用和、赵从古两位医师任教，暂时在鼓吹局招生讲学。鼓吹局即宫廷乐队所在之地，其奏乐演习难免影响授课。当年八月二十二日太常寺奏称："今招到诸科生徒已八十余人，其鼓吹局三间窄隘，兼处南郊，每日教乐，讲说不便，欲乞移就武成王庙。"这次仁宗不再理会国子监的反对，批准改在武成王庙设学。时人评价太医局之设谓："国初设太医令，盖循汉唐之旧，而置局始于庆历四年。当是时，治安之日久，圣人所以仁天下者，于是备举。"因为一年以后变法失败，这个新办法并未持续下去。但改革的观念似乎积聚了足够的力量，所以在太常寺的管理下，太医局仍得以具体发挥教学的功能。大约十多年后，仁宗嘉祐年间，大臣张方平认为这种医学教育培养人才已有成效，可以从中考试选拔翰林医官了。他说："臣先判太常寺，曾详定本寺太医署比试条式。元条：诸科医人补充太医署学生者，听读方书，习学医道，候及三年，本寺奏乞差官考试，艺业精熟入高等者，具名闻奏，送翰林院安排。自庆历四年创立此制，差到尚药奉御孙用和、赵从古充医师，就武成王庙讲说医经，及今十余年，尝有一二百人听习。京城医人缘此颇有通方书者。考试之制竟不曾行，其翰林院夤缘滥进，实繁有徒。

伏以京师大众所聚,人命所系,医药最切,医工庸谬,妄投汤药,误伤人命,岂可胜计?伏望圣慈,委枢密院申明太医署前制,每三年一次差官比试,选擢高业之人三数名,与于翰林院安排,则习医之流必加激劝。其医师岁月深者,特与酬奖,或加俸给,人知朝廷留意,各思励精,竞效所长,必有脱颖而出者,亦足助圣心爱人之大端也。"张方平在此称"太医署",说明此时的太医局,尚不是真正的独立机构,无固定的官方名称,张方平按旧例称呼。他提出了三年一次考试选任医官的建议,以保证翰林医官的质量。

张方平称在太医署听学的有"一二百人",并非虚言。嘉祐五年(1060年)记载,当年的实际规模有学生161人。太常寺随后正式定下医学学生规模及入学考试制度,定学生以120人为额,在现有学生中考试选取,并规定"今后年十五以上方许投名充医生,虽在局听读及一周年,须候额内本科有缺,即选试收补"。其时医学共分九科,分别是大方脉、风科、小方脉、产科、眼科、疮肿科、口齿咽喉科、金镞兼书禁科、金镞兼伤折科,每科各占一定比例的名额,其学习内容以及考试录取标准不同,这些都做了明确规定。嘉祐六年(1061年)又诏各地州、军等仿在京医学教育设立地方医学教育。

2. 太医局的教育与考试

据《宋史》记载,礼部"掌天下祀典、道释、祠庙、医药之政令……初补医生,令有司试艺业,岁终校全失而赏罚之"。医学考试由礼部所管太常寺负责。具体操作上,太医局内考试由太医局安排,医官选试则由翰林医官院主持。

自创设伊始,太医局就定位为高级的医学教育机构,对学生的医学基础是有一定要求的。庆历四年(1044年)范仲淹提出创办医学教育时建议"召京师习医生徒听学",当时太医局初设,名额未定,招生尚不需考试。

到嘉祐五年(1060年)制定太医局制度时,开始明确了入学考试的有关规定。当时太常寺定太医局学生额为120人,但实际在学的学生已有161人,遂以考试来定去留,被淘汰的41人需"守缺",即待120个名额中有缺时补入。此后对招生做了明确规定:"今后年十五以上方许投名充医生,虽在局听读及一周年,须候额内本科有缺,即选试收补。"这实际是将太医局学习分为预科和局生两个阶段。此次调整后有如下规定。

入学资格:要求年龄在15岁以上者,可递交简历(即"家状")到太常寺,然后太常寺"召命官使臣或翰林医官医学一员保明,仍令三人以上结为一保",这样就可成为预科的医学生,参与听课学习,在太医局听读至少要有一年以上,方可在局生有缺额时参与考试选拔。另外,入学生员要有保荐和结保。所谓保荐,即要求有现任官员作为担保人,如有差错则担保人要连坐;结保则是学生之间互相担保监督,一人有事保内均有责任。这两者本是宋代官员选拔与管理的制度之一,这里也用于太医局学生的遴选。

入学考试：由于太医局有九科，不同科别的局生的考试科目及录取标准有所不同。嘉祐五年（1060 年）提到："自来考试，唯问《难经》《素问》《巢氏》《圣惠方》大义十道。今详《神农本草》于医经中最为切用，自来多不习读，欲乞自今后每遇考试，于问义十道中兼问《本草》大义三两道，如虽通他经，于《本草》全不通者，亦不与收补，仍令本局常切讲习。"从中可知，入学考试时各科学生均要在《黄帝内经·素问》等经典著作中问大义十道，作为共同考试科目，"内得五道者即本寺给牒补充本局学生"。从嘉祐五年起，增加《神农本草经》作为考试内容，占十道中的 2～3 道之多，且规定如全答不出，即使其他科目再好也不予录取。这主要是为了促使学生熟悉药性，是重视临床能力的表现。

各科考试中还要考各自专科内容。当时太医局提出："眼、疮肿、口齿、针、书禁五科所习医（书）全少，比之大小方脉医书，颇为侥幸。欲乞今后对义及七通已上方为合格，其金镞、书禁、伤折并为一科。"眼科等科所考科目，较之大小方脉等少，相对较易，为保证公平录取，要提高合格标准，要求十道必须答对七道，才算合格。

学科设置及学生数：据《宋会要》记载，嘉祐五年（公元 1060 年）太医局学生额共 120 人。分设九科，各科定额及实有人数情况。

3. 地方医学传承

除中央医学教育机构外，此时期地方医学也渐兴起，各州郡都有医学博士、助教之设，其他规章都模仿太医局。嘉祐六年（公元 1061 年）二月，亳州李徽之乞奏外州郡选试医学，比副太医局条例。

宋仁宗下诏，令各地比照太医局例："召习医生徒，以本州军投纳家状，召命官或医学博士助教一员保明，亦三人已上结为保，逐处选官管勾，令医学博士教习医书，后及一年委官比试经义，及五道者，本州给贴，补充学生，与充州县医。"地方医学教育的学生名额如下："大郡以十人为额，内小方脉三人，小郡七人，内小方脉三人。"并颁布"试格"："令于逐科所习医书内，共问义十道，以五道以上为合格。其试医生，大方脉：《难经》一部，《素问》一部二十四卷；小方脉：《难经》一部，《巢氏》六卷，《太平圣惠方》一宗共一十二卷。"

召医生徒需要在本州郡投纳家状，召命官或州医学博士、助教一员做保，也须三人以上联结为保。并选官吏管理，指令医学博士教习医书，满一年后，委派医官比试经义十道，有五道以上答对的，由本州给帖补充为医学生。考试内容同太医局条例，因科而异。招生人数，因州郡大小而不同，大郡以十人为额，小郡以七人为额。如本州医学博士或助教有缺，要从学生中选择医业精熟且屡见疗效者充当。

总之，庆历兴学是宋代重视医学传承之始，医学教育在其潮流推动下，出现了第一次高潮。中央及地方医学已初具规模，为医学校的进一步发展，医学教育的逐步完善，奠定了良好的基础。

（二）熙宁兴学时期的医学传承

为了缓和阶级矛盾，挽救封建统治的危机，宋神宗于熙宁二年任命王安石为参知政事，熙宁三年任命其为宰相，实行变法，再次进行教育改革，史称"熙宁兴学"。王安石为了实行新法，就必须加强各类人才的培养，因此在教育方面提出了一系列的措施：一是改革学校制度和创立三舍法；二是改革科举制度；三是颁定三经新义；四是整顿并加强专业学校。这些改革逐步推广应用到医学教育之中，促进了医学的传承。这一次兴学中，太医局最大的改变是正式设官建制，并作为专门的医学教育机构，脱离太常寺独立出来。

1. 太医局的正式设局

熙宁元年，由某些迹象表明，宋代政府希望加强对法律和医学方面的专门人才的培养。到熙宁九年（1076 年）三月，神宗下诏正式将太医局单列，由秀州华亭县主簿陈应之管勾。《宋史·职官志》称"太医局，熙宁九年置……"就是由于这一年太医局作为"局"级机构正式列入宋朝行政序列。是年五月，礼部修定太医局，"置提举一、判局二，判局选知医事者为之"。此前国武学兴办在先，占用了武成王庙，故熙宁四年（1071 年）太常寺已将太医局迁至城西扁鹊庙，这时则将旧朝集院改建作为局舍。分科仍按九科，"每科置教授一员，选翰林医官以下及上等学生为之，亦许本局察举在外医人素有名实者以闻"。学生名额则增至 300 人。后来神宗元丰五年（1082 年）改定官制时，可能为便于管理，仍将太医局隶属太常寺，但太医局的机构、设官、分科以及学生人数等均未变，只是相当于从原来由太常寺代管变成太常寺的下属机构。此后太医局的制度基本没有太大变化，一直作为北宋的主要医学教育机构发挥着作用。

宋时太医局正式从执掌典礼的太常寺中分离出来，规定学校的行政组织、学生待遇一概仿太学立法。专门管理医学教育，而医药和治疗等事则由翰林医官院主管，且太医局另行设置提举（相当于现今之校长）1 人，判局（相当于副校长）2 人负责领导；并规定判局一职要由"知医事者为之"；每个专业学科设教授 1 人，选拔翰林医官以下与上等学生或外界著名医家充任之。这是中国医学教育史上，第一次将医学校纳入国家官学系统之中。这一改革措施，有利于吸引儒生学医，亦有利于促进中医理论传播与发展。

2. 太医局与三舍法

值得指出的是，熙宁九年太医局设立时，有著作认为，当时实行了王安石所创的"三舍升试法"。通过史料查证，此说法恐有误会。其依据可能是《宋史·选举志》中的一段话：

医学，初隶太常寺，神宗时始置提举判局官及教授一人，学生三百人。设三科以教之，曰方脉科、针科、疡科。凡方脉以《素问》《难经》《脉经》为大经，以

《巢氏病源》《龙树论》《千金翼方》为小经，针、疡科则去《脉经》而增《三部针灸经》。常以春试，三学生愿与者听。崇宁间，改隶国子监，置博士、正、录各四员，分科教导，纠行规矩。立上舍四十人，内舍六十，外舍二百，斋各置长谕一人。其考试：第一场问三经大义五道；次场方脉试脉证、运气大义各二道，针、疡试小经大义三道，运气大义二道；三场假令治病法三道。中格高等，为尚药局医师以下职，余各以等补官，为本学博士、正、录及外州医学教授。

元朝马端临《文献通考》卷四十二医学中有关宋朝部分的内容基本同上，亦常被称引。在《宋史》原文已明白无误地提到，"医学"（宋徽宗崇宁时设立的机构）实行三舍法，而不是熙宁时的太医局。不过文中确实有混淆之处，如所谓"设三科以教之"，实际也是"医学"之制，而非太医局。《宋史·职官志》的"太医局"条说得很清楚："太医局，有丞，有教授，有九科医生额三百人……"元丰时毕仲衍著《中书备对》也说"太医局九科，学生额三百人"，并未改作三科。清朝修《续文献通考》时，就指出这些"与马端临考所载绝不相符"（《文献通考》无宋朝太医局条目）。总之，现有关于宋朝医学实施三舍法的资料，全部是关于崇宁"医学"的。三舍法由王安石所创，只应用于太学系统，太医局不属此列。后者虽也是在王安石主政时独立建制，但不足以说明也实行了三舍法。记载北宋太医局制度最具体、最详尽的著作莫过于《宋会要辑稿》，其中只字未提三舍法。相反，倒是对崇宁时期的"医学"三舍法记载详备，正与《宋史·选举志》相符。

3. 学科专业、课程设置和教学内容

（1）学科分级乍现　在学科专业方面，熙宁期间出现了两级学科的划分方法，如方脉科为一级学科，下面设置大方脉、小方脉及风科等3个二级学科；针科为一级学科，下面设置外、灸、口齿、咽喉、眼、耳6个二级学科；再如，疡科为一级学科，下面设置疮肿、伤折、金疮、书禁等4个二级学科。这就形成了3个专业，13个学科所构成的专业体制。这种学科分级可谓是熙宁变法在医学教育方面的一大成就。

（2）课程设置逐渐完善　在课程设置和教学内容方面，继承和发展了唐朝的课程设置思想，仍将课程分为必修课和实践课。但是必修课不仅包括公共基础课和专业课，还增加了专业基础课的设置。

公共基础课仍是各个专业的先修课程，但是与唐朝不同的是，公共基础课不再是《黄帝内经·素问》《神农本草经》《针灸甲乙经》和《脉经》四门课程，而换成《黄帝内经·素问》《黄帝八十一难经》《巢氏病源》和《补注本草》等课程。每个学生在修完公共基础课之后，根据专业进一步学习专业基础课程。如方脉科要通习大方脉、小方脉及风科；针科要通习针、灸、口齿、咽喉、眼、耳诸科；疡科要通习疮肿、伤折、金疮、书禁诸科。专业基础课完成后还要加习专业课程。如方脉科，要加习《脉经》及《伤寒论》；针科要加习《黄帝三部针灸经》及《龙木论》；

疡科要加习《黄帝三部针灸经》及《千金翼方》。

实践课比唐朝更进一步，不仅是学生之间相互诊脉，还要求学生轮流医治太学、律学、武学和各营将士的疾病。并给学生统一分发印纸，让学生认真做好记录诊治经过和结果，且将此纳入学生年终成绩。

4. 日常考核情况

太医局局生在学习过程中，尚要接受各种考试，来评定等级，以决定待遇或去留。一般而言，学习各门经书科目，可能要定期完成一些医官出题目的考核。由于北宋太医局局生起点较高，能通过入学考试说明已经掌握基本医学理论，所以在太医局学习期间更重要的任务是提高诊病能力。现在看到的太医局生平时考试方式，是以临床实践考核为主，并遥奉《周礼》的制度，根据实践考核记录决定食禄等级。

太医局生的医疗实践，主要是给其他学校学生或军营士兵看病：太学、律学、武学生、诸营将士疾病，轮差学生往治，各给印纸，令本学官及本营将校书其所诊疾状，病愈或死，经本局官押。或诊言不可治，即别差人往治，候愈或死，各书其状，以为功过。岁终比较，绪为三等，上中书取旨等第收补。上等月给钱十五千，毋过二十人；中等十千，毋过三十人；下等五千，毋过五十人，其失多者本局量轻重行罚，或勒出局。其受军营钱物以监临强乞取论，其诸学病人愿与者听受，毋得邀求。

也就是说，局生的平时治验记录，既是其月钱多少的依据，亦是任职医官时的参考。其中所言月钱，类似现代的奖学金，领上、中、下三等月钱的人数，合起来最多只有100人，意味着另外三分之二的学生可能只供食宿，没有月钱，则其竞争压力之大可想而知，何况还有末位淘汰制，成绩太差将会被黜。

另外，太医局生有时也要到城中为平民看病，这同样也记录在案以定赏罚。据载："旧纪云：罢（此处疑有脱漏）太医局生，立此较功过法，每厢选医生二人，以治商旅穷独被疾者。"并将"会其全失而定赏罚"。太医局局生学习三年后，可以参加医官选试，依阙补入翰林医官院。

5. 地方医学传承

神宗元丰六年（1083年），知登州赵偁提出县级医学教育按人口决定医学生名额的建议："乞诸县有客不及万户，补医学一人；万户以上二人；每及万户增一人，至五人止。除合习医书外，兼习张仲景《伤寒》方书，委本州差，补试依得解举人例，免丁赎罪。"神宗同意，并让礼部立法，推行于全国各县。

哲宗元符年间再度完善地方医学制度："元符格置医学博士、助教。京府及上、中等州，医学博士、助教各一人；下州医学博士一人。医生人数，京府节镇一十人，余州七人。试所习方书，试义十道。"所言各州学生人数与前相同，还对博士、助教等教师的人数做了规定。

宋太医局的学生，将来有望成为医官，所以学生考试存在竞争。另外，由于太医局的入学考试已经是专业考试，能考中成为正式局生者，已经具有一定的医学知识，在局学习期间，他们已开始承担一些社区性的医疗服务。例如哲宗元祐八年（1093 年）五月，大臣范祖禹奏称京城发生疫症，虽已派出"医生"施药，但水平不高，导致"饮药者多死"，请求由太医局另派学生，"委使臣同学生就病患之家，令学生诊切，使臣上历散药"。他指出："太医局学生系已试中之人，久经治病；其医生是初入学之人，未曾试中。"可见，经过考试的局生水平较高，较受人们信任。这也是历史上比较少见的肯定官办医学成绩的记载。

（三）崇宁兴学时期的医学传承

王安石去世以后，新法随着政权的更迭时行时废。其中比较引人注目的是公元1101 年来徽宗执政期间的兴学活动。徽宗即位后，任蔡京为相。为了继承宋神宗的业绩，恢复并加强熙宁、元丰时期的一些措施，改元崇宁，意思就是"崇尚熙宁之治"。徽宗时，在医学传承方面做了一些工作，取得了一定的进展。

1. "医学"的设立和三舍法

《宋史·选举志》载：

医学，初隶太常寺，神宗时始置提举判局官及教授一人，学生三百人。设三科以教之，曰方脉科、针科、疡科。……崇宁间，改隶国子监。

这里的"医学"是指医学机构，它继承了之前太常寺太医署以及神宗所设的太医局的医学教育职能。中央"医学"的初创时间是在宋徽宗崇宁年间。崇宁元年（1102 年），尚书右仆射兼门下侍郎蔡京奏请兴学贡士，自此起朝廷先后颁布一系列兴学诏令，例如扩大太学，将元丰以来约 2400 人的规模扩大到 3800 人，在京城南门外另建一所校园（称辟雍）作为太学的外舍，容纳外舍生 3000 人，原来太学则设内舍生 600 人，上舍生 200 人。崇宁三年（1104 年）宣布罢科举，下诏曰：神考尝议以三舍取士，而罢州郡科举之令。其法始于畿甸，而未及行于郡国。其诏天下，除将来科场如故事外，并罢州郡发解及省试法，其取士并由学校升贡。

此后，取士皆由学校以三舍升贡。崇宁五年（1106 年），还对太学考试升降制度做出新的规定，主要内容有：将原来每月举行的"私试"改为每季试第二个月举行一次，将考试成绩与品行情况一起登记，年终选出积分较多，又没有严重违反校规的学生，予以校定，以积分多少为序，分为上、中、下三等。外舍十分之六、内舍十分之五的学生可以获得校定。另外，每年春季，全体太学生一起进行"公试"，合格成绩亦分上、中、下三等。凡公试和校定均为上等者称为"上等上舍生"，即予释褐授官；公试和校定一上一中或均为中等者，可直接参加三年一次的殿试；公试和校定一上一下或一中一下及均为下等者，补内舍生。外舍生如三年不能升入内舍，或两次公试不入等，并且受到三等以上的处罚，即除名退回本州；如已获得校定，可再参加一次公试，以入等与否决定是否除名退送。内舍生如学业与品行不好即降为外舍，降为外舍者，如果一次公试不入等，或者两次受到四等以上的处罚，也要予以除名退送。这些制度后来在"医学"中均有体现。

中央"医学"设立于崇宁二年（1103 年）。是年九月十五日，讲议司奏：

> 昨奉圣旨，令议医学。臣等窃考熙宁追通三代，遂诏兴建太医局，教养生员，分治三学、诸军疾病，为惠甚博。然未及推行天下。继述其事，正在今日。所有医工，未有奖进之法，盖其流品不高，士人所耻，故无高识清流习尚其事。今欲别置医学，教养上医。

因此，设立了中央"医学"，与太学等同级并列，共同从属于国家最高学政机构国子监，这大大提升了医学教育的地位。其"医学"学生应试得中后，其资格与其他三学学生是一样的，可以出任各级官职。此后的一段时间内，中央"医学"取代太医局成为主要的医科教育机构。但是中央医学的设置时有反复，直到政和三年（1113 年）四月，"太医令裴宗元乞就太医局复置太医学，并依大观已行条例施行"，这次复置后，中央"医学"制度才正式稳定下来，并开始实施三舍升试法，推行各地医学升贡制，一直延续到宣和二年（1120 年），"诏罢在京医、算学"而终。其后医学教育又恢复由太医局职掌。从中可以看到，在兴办中央"医学"的过程中，太医局是一直存在的，并未撤销，因为招养医学生的职能虽然划归"医学"，但医学教授的管理并未归入国子监，在专业教育方面应该仍是由太医局负责。例如崇宁二年诏书中提到："今来太医局欲依唐典，近城置药园种莳。其医学生员亦当诣（诣）园辨识诸药。"中央"医学"实施的时间虽不长，但当时推行的一系列制度，尤其是政和三年至宣和二年 8 年间的实践，可以说达到宋代重视医学教育的最高峰，对以后的太医局也产生了一定影响。

2. 中央"医学"的制度与分科

宋徽宗时期设立的医学校，既有与太学并置的中央"医学"，后来又在全国州县设立地方"医学"，为了区别，文献中常将中央"医学"称为太医学，地方则称州县医学。

太医学成立之初，据讲议司拟订的方案说："切考熙宁、元丰置局，以隶太常寺，今既别兴医学，教养上医，难以更隶太常寺。欲比三学，隶于国子监，仿三学之制，欲制博士四员，分科教导，纠行规矩。欲立上舍四十人，内舍六十人，外舍二百人，遂斋长、谕各一人。今参酌修定，设三科通十三事。"据此，太医学有如下特点：一是与太学、武学、律学并列，同属国子监（国子监与诸学的关系，大约类似今之教育局与学校），也就是说，成为国家正规教育的组成部分。与原来太医局自办的专科教育相比，医学教育的地位大为提高。二是仿三学之制，实行了三舍法。太学、武学等自神宗以来就一直实施三舍法，医学既然与之并列，则制度自应一体。三是将太医局的九科按性质相近合成三个大科。因原来九科中就有两科相兼的，全部算上则共有十三科，故云"三科通十三事"。四是定学生名额为 300 人，在三舍中实施分斋教学。分斋教学法本是北宋著名教育家胡瑗所创，其实质就是分科教学，宋代太学就按经籍分诗斋、易斋等。同时分斋也指分班学习，每斋是一个学习和管理单位，如《宋史》云太学"凡八十斋，斋置长、谕各一人，掌表率斋生，凡戾规矩者，纠以斋规五等之罚，仍月考斋生行艺，著于籍"。崇宁时的太学有百斋之多。太医学分斋数不详，后来南宋时的医学教育则分八斋。

太医学的分科规定如下：

教诸生：一、十人通习大小方脉、一风科；一、针科（通习针、灸、口齿咽喉、眼、耳）；一、疡科（通习疮肿、伤折、金疮。书禁），其试补考察仿太学立法。一、三科各习七书，《黄帝素问》《难经》、巢氏《病源》《补本草》（即《嘉祐补注本草》）、《大小方》。内方脉科兼习王氏《脉经》、张仲景《伤寒论》，针科兼习《黄帝三部针灸经》《龙木论》，疡科兼习《黄帝三部针灸经》《千金翼方》。

按现在的说法，即共分成大内科（方脉）、大外科（疡科）和针灸科，三科既有共同科目，也有针对不同专科的专业科目。所用教材都是历代医药经典书籍。

由于"崇宁兴学"改革官员选拔制度，在全国罢科举考试，"天下取士，悉由学校升贡"，地方各级学校就成为向中央输送人才的基石。在儒学方面，崇宁元年（1102 年）诏天下州县置学，立定县学生选考升州学、州学每三年贡太学的制度。各州学也统一实行三舍法。太医学仿太学体制，也在各地设县、州学两级医学，不过设置的时间则晚到政和五年（1115 年），亦即是政和三年复置太医学之后的事。政和五年正月己丑，有"令诸州县置医学，立贡额"和"诸州县并置医学，各于学内别为斋教养，隶于州县学，开封府隶府学"的记载。宋代崇宁前各地虽有医学教授之设，掌行医学教育，但广泛的、正式的医学校，是从此时开始设立的。

3. "医学"考试

（1）入学考试　太医学"其试补、考察仿太学立法"，所谓试补即入学考试，考察是指平时的考核。

入学考试也叫补试。太医学的补试制度如下："补试一场：大义三道（内运气一道），假令病法一道。曾犯刑责经决人不得补试。"可见入学考试着重考查其现有医学基础，题目不多只有四道。

太医学的学生来源，部分可能来自原来的太医局生。不过以前太医局虽然名义上是最高医学学府，实际上一直以来只招京城学生。太医学则要成为真正的全国性医学教育中心，为此建立了各州县医学升贡制度，集中全国的优秀医学人才。只是建学之初，地方医学生刚刚入学，远未到升贡的时候，太医学于是先从儒学里通医的学生中选材。政和三年（1113 年）闰四月九日敕：

建学之初，务欲广得儒医。窃见诸州有在学内、外舍生素通医术，令诸州教授知通保明，申提举学司具姓名闻奏，下本处，尽依贡士法律，遣赴本学，就私试三场，如中选，元（原）外舍生即补内舍，内舍理为中等校定。其学生执公据入学日，即关公厨破本等食。

这批学生入学考试是采用三舍法的升试制度（儒学早已实行三舍升试法）。政和四年（1114年）再次提出，"诸州内外舍通医术学生"和"许津遣贡赴太医学，与在京学生同试"。当时立下规定："诸州贡到通医术内外舍生，赴太医学补试。如试中，各依元（原）舍额注籍。若或试下，还本贯旧舍额。"州县医学的补试也各有制度。政和五年（1115年）制定了《诸州县学及提举学事司试法》，其中云：

县学补试：《素问》义一道，《难经》义一道，运气义一道，假令病法一道，儒经义一道（谓五经内治一经）。州学岁升试，依县学补试道数。

其中县级医学入学要求稍低，评卷时"县学补试以文理稍通并取"。县学学习未实行三舍法。州医学则由县学学生通过考试升入，其应试资格为在县学"及一季（谓上三月）不犯学规第二等罚者"和"令左保明，申州学赴岁升试，合格人补外舍"。考试的内容同县学补试。办学之初，为鼓励儒生通医者参加，规定"应曾系州学生及曾得解人，依条格合赴补试者，与免县学试"。最后州学的内舍生再通过每年春季的考试，汇聚到提举学事司所在州的医学上舍。

（2）三舍升试　崇宁时蔡京在国子监下的各种学校全面推行王安石创立的三舍法，并且应用到地方各级学校。太医学和地方医学也不例外。前面提到，太医学三舍的规模是上舍40人，内舍60人，外舍200人。地方医学的员额未见规定，但当时既然实行贡额制，各地应以本州应贡额为参考数来招收医学生。

管理方面，太医学提出："契勘先承朝旨，本学生既依三舍法，其应缘事务并依太学、辟雍、国子监条法施行。内事有不同者从本学。"说明其三舍的管理制度与太学基本一致，但有些医学教育方面特殊的事务，则可自定规例。

三舍法的主要特点是分级教学，以各种常设性的考试来决定舍别和升降。太医学三舍考试制度与太学三舍一样，即设公试与私试两种考试。私试每季一次，共分三场，每月考一场；公试每年一次，春季举行，考二场。方脉、针、疡三科的考试各有不同。每次考试评上、中、下三等成绩，以公试、私试的综合结果来决定三舍的升降。

地方医学中，州医学实行三舍升降，参照太医学用公私试来决定："一应公私试，合格分数月引试，分月关书考选，校定升、降舍、除籍。"州医学的公私试与该州儒学一起进行。

各种考试的命题都规定了明确范围。而考试的出题人，在太医学当然是本学博士，在地方则要求由当地医官或官员负责："出题考校，县委令佐；州、军委教授；仍逐路提举学事司选差本州见任官通医术能文者一员，开封府选开祥两县官兼权医学教授，并依正教授条法。"可见有的州、军尚无医学教授，要由官员兼任医学出题人。后来又补充规定：

县学补试，已有教谕处自合教谕出题考核。如未有上（疑衍）上舍出身人处，即合有出身人管勾学事令佐试补。州司已即时分门定夺，行下诸县，遵守去讫。不过宋代虽文人知医者多，仍不能保证每州均有通医术的官员，故政和五年六月又下诏：

医学选试，如无通医术文臣，许于本处医长、医职、医工内，选差一员，同州县有出身官出题考核。如缺医长等，即选大处有出身管勾学事官管勾。

又因各地医学刚刚创设，"窃恐天下州县未能一一谙晓奉行，兼所出题目或有异同"，为保证考试的质量，于是"逐路并置医学教谕一员，以今来本学上舍出身人差充，仍从提举学事司差往，点对一路州县医学事"。即设医学教谕于提举学事司，总管一路内各州医学考试事务。在考试内容上也尽量统一，如前面提到州医学教授的讲义要逐月付县，这也保证了考试尽量公平。

学生成绩评定方面，将每次考试的成绩分上、中、下三等，记录在案，年终综合全年的情况作总评，供三舍升降参考。不过三舍的升降除看考试等第外，还与平时纪律挂钩。有关医学三舍升降的具体规定如下。

① 太医学外舍升内舍。条件如下：

私试三次入上等；

或公、私试三次入（上）等；

或公、私试各有一次入上等，其余在中等已上，不犯第二等以上罚；

或无考察而试在上等。

其中注明："若缺多，就试人少，即以就试人为率，所取不得过三分之一，仍先取有考察。或皆无考察即以考试名次为先后。"

② 太医学内舍升上舍。

除同样计公、私试时成绩外，另有一次专门考试，称舍试，其成绩分优平两个等级。升上舍的条件如下：

私试三入上等；

或公私试各一入上等（以上两者即可免专门考试，直接升上舍）；

不犯学规而（舍试）试在优等；

如舍试试在平等，而医治入上等者，依试入优等法。

其中注明："如缺多就试人少，即以就试人为率，所取不得过三分之一，仍先取医治，次程文，若均，即以考试名次为先后。"这一规定反映出宋代太医学制度的严格，宁可缺额，亦不放松标准。

③ 提举学事司州上舍升太医学。

各州学生如考入提举学事司所在州上舍，即已获得进京加入太医学的资格，可按"贡额"选送。《宋会要辑稿》记载："以合格三等对校定三等，参定等第，奏贡赴太医学，与本学内舍同舍，依试依额升贡，赴太医学与本学内舍内试，依额取推恩之人。"所谓合格三等是指考试成绩，校定三等是指平时纪律、品行等的综合评定，两者均分上、中、下三个级别，每个学生的两种成绩要综合排位，选优秀者升贡。这种录取方法综合性强，比一试定终身要来得科学。

各地上舍生进京后，可加入太医学内舍学习，等候参加升太医学上舍的考试，这也说明地方医学比太医学仅低半级，进太医学后并非要从外舍开始再逐级考上。这一点与太学不一样。太学要求："士初贡至，皆入外学，经试补入上舍、内舍，始得进处太学。"

另外，地方医学贡士参加太医学上舍考试，虽与太医学内舍生同试，但录取时是另有专门名额的。政和五年（1115年）医官曹孝忠奉旨制定太医学《贡士法》，对各地方贡士升太医学上舍的情况作了详细规定：

诸路贡士与本学内舍同试上舍，三岁其取下项合格人数升补：上舍以下（应为上）、中等一百人为额，上等缺于中等补，中等缺以下等升补，并附文士引见释褐；下等不该升补人，贡士补内舍，元（原）内舍与理考察；贡士不中选，听还本学外舍。

即各路贡士考试，不合格退还本学；考为下等不中选，可以留在太医学内舍学习；考为上、中等的，前100人可进入上舍。这里的贡士入上舍名额100人，远远高于太医学本身上舍的40人名额，不过贡士是三年才一试，三届学生取100人亦不算多。

根据当时的制度，上舍试是三年才一试，但诸路贡士每年都有，非应试之年的贡士，入京后先在太医学内舍学习，以待试期。这一阶段的学习与太医学内舍生要求是一样的，同样要参加公私试并记录成绩。考试之年称为大比，当年的贡士直接应试。考试成绩评定等第后，将100个录取名额分配给三届贡士，第一、二年贡士各取上等10人、中等20人、下等30人，第三年即应试当年贡士则取上等15人、中等25人、下等40人。三年的上、中等人数合起来正是100人。

不过，初期贡士不足，硬要取满100人就会降低标准，于是又有一个应试人数少时按比例录取的办法：

诸路贡士同本学内舍就试上舍，若不满二百人，即每十人取二人合格（零数及三人听取一人）。以合格人十分为率，一分六厘为上等，二分四厘为中等，五分为下等，余分从多数（谓三等各有余分，就三余分中，等从数多之等取一人，若两等余分，各从其等而共理取一人者，听从优）。

也就是说，太医学上舍虽有固定名额，但仅作为上限，实际录取则坚持按比例录取的原则，只录取应试人数的五分之一到三分之一，不强求满额。这使考试始终保持激烈的竞争，杜绝侥幸，确保质量。

到了政和八年（1118年），尚书省认为："今来太医学于创立百人推恩，其数太优。"提出削减，定每年推恩额10人，则三年仅为30人，人数大幅减少。

④ 州医学的三舍升降。

州医学同样也以公、私试及有关学规作为升降的依据。其中州内舍生考提举学事司上舍另有一次专门的考试，其录取标准也是参照太医学的情况执行。县医学未实施三舍法。

（3）临床考核　太医局原来有局生为三学及诸军诊病，以定奖罚的制度，后来哲宗元祐年间为节省费用曾一度取消，到太医学时期则又恢复。崇宁三年，讲议司奏：

契勘熙宁九年诏旨，兴置太医局，教养生员，分治三学、诸军病患，岁终比较等第，支给食钱，激励生员，责其成效。元祐裁减浮费，遂行废罢。今来除别置医学，教养上医外，所有本局并合与复熙宁、元丰旧法。

于是重新修订有关制度，交付太医局施行。可见有关医学临床方面的事务，仍由太医局负责。

（4）医官升任　按当时太学试上舍生的办法是："每春季，太学、辟雍生悉公试，同院混取，总三百七十四人。以四十七人为上等，即推恩释褐；一百四十人为中等，遇亲策士许入试；一百八十七人为下等，补内舍生。"太医学上舍的人数比太学少，但制度类似，即进入太医学上舍就基本获得了选任医官的资格，可"赐医学出身，除七等选人阶官，依格注授差遣"。具体授官则以考入上舍时的成绩作依据，考为上等者即可释褐授官；中等者获得殿试资格，留在上舍学习；下等者，诸路贡士可入太医学内舍就读，原为太医学内舍生的则记"考察"一次，以待来年。在上舍生之中，又分几等授官："上舍生高出伦辈之人选充尚药局医师，以次医职；上等从事郎，除医学博士、正、录；中等登仕郎，除医学正、录或外州大藩医学教授；下等将仕郎，除诸州军医学教授。"其中除"高出伦辈"者即时授官外，其余三等要"依旧在学，满三季日，不犯学规第二等以上罚者，发遣赴吏部，依两学上舍法注受差遣"。

此外，地方医学其"讲解假告给依差补职事及应干事件，并依诸州县学法"。说明地方医差官职有缺可从医学学生中考任。不过，由于地方官员选任医学官员时常有徇私的情况，例如常以奏荐等形式授医职，不认真考试，使朝廷无从控制其质量，引致批评。政和三年（1113 年），礼部尚书郑久中等上言："本部注授外郡医长、医职、医工，系据试到高下等第，依格差注，其医官应有诸般非泛恩泽等，并不许换授医正、医工差遣，所贵诸州军得实学之人。及罢任到部再试，若注授外郡医官，求嘱举辟再任，实占优轻窠阙，窃虑差注不行。今相度欲应注授医职、医工，并不许州军及诸司奏辟，亦不许举留再任，所贵易为差注。"将地方医职的授官权限收归中央，并要经过考试，禁止地方官员奏荐或保举留任。政和六年（1116 年），太医学又对地方医学职位中的"医学博士"一职提出意见："契勘本学博士，乃专解传授诸生，任为师儒，皆朝廷所选。然天下州军，以医隶职而为郡将所差补者，亦曰医学博士，欲乞依诸州医士之称以易之，庶有辨别。"要求只有在太医学任教者方可称医学博士，地方医学博士要改名。有关部门于是拟改各地"医学博士"为"医博士"。太医学仍不同意，认为："今来虽有改为医博士指挥，缘尚与本学博士称呼相犯，即未有许改博士字指挥。"后来徽宗下旨："诏诸州医博士为职医。"可见，以前地方官员存在自行选任医官不太规范的情况。

4. "医学"升贡制度

政和三年（1113 年）"医学"复置后，开始参照太学系统建立升贡制度，即由县学、州学以至太医学入仕的途径。但由于各地人口、文化发展水平不一样，朝廷取士又要兼顾各地平衡，为此，与原来科举考试一样，各州赴京人数也必须进行名额配给，即贡士额。

原本科举考试时各地本有固定贡额，徽宗罢科举后，各地方儒学升贡额仍依原额。但医学新立，贡额未定，政和五年（1115 年）提出参照儒学贡额折算：

法行之初，恐士人兼习医术者未广，难以逐州立额，欲乞每路量立还岁贡额。今此仿诸州县学，格内文士三年所贡人数，十分中以一分五厘人数创立医学贡，分为三年，内岁供不及五人处添作五人，并不近州军类，试不得过三。

按照这个标准，政和八年（1118 年）报告太医学三年应贡人数为 733 人，正好是文士贡额 4892 人的 15%。这里太医学是按路设额，因为在路级才有上舍，与儒学每州有贡额不同。

由于地方医学校在政和五年（1115 年）始设，根据学习制度，其学生如果当年（即 1115 年）入县学，学习一年后（1116 年）方能考入州学外舍，政和七年（1117 年）才公试升补内舍，政和八年（1118 年）才赴学事司类试升补上舍，秋季选贡，至次年（1119 年）春才赴太医学参加考试，亦即一个培养周期至少需要五年。在这些人才培养出来之前，各地只能选取儒学中通医术者参加医学升贡，其人数有限，初期占用儒学贡额。例如，福建路提举学事司报告："政和五年系第一年，已贡过一年人数；政和六年系第二年，未曾入贡，其椿留一分医士贡额，合从文士三岁贡额内豁除。又，缘医学生政和六年方赴州学，岁升充外舍，政和七年上舍，其贡额系比仿诸州学格内文士三年所贡人数，十分中以一分五厘人数创立。诸路医学贡额并不侵占文士贡额。"不过，该司提出将政和六年医士贡额从文士额中豁除遭到否决。尚书省认为："所申除豁文士贡额显未允当，其上件贡额，候将来有合贡医士年分，方合用额升贡，今既未有合贡之人，即合依旧存留。"从中可以见到，当时虽有暂行贡额计算法，各地多不能满额，所以名额多少争议不大。

到了政和四年（1114 年），第一批经医学校系统培养的学生已经逐级升补进入提举学事司上舍，马上就要入京会试，已有必要进一步确定各路医学贡额数。于是在政和八年（1118 年）年底下诏，由尚书省确定全国各路医学贡额人数。尚书省指出："法行之初，窃虑诸路少得通医士人升贡，其所立贡亦多，理合裁定。"裁减后各路医学贡额如下：府畿 15 人；京东东路 5 人；京东西路 5 人；京西北路 5 人；河北东路 3 人；河北西路 4 人；河东路 3 人；永兴军路 2 人；秦风路 2 人；江南东路 4 人；江南西路 4 人；淮南东路 4 人；淮南西路 4 人；荆湖北路 3 人；两浙路 6 人；福建路 6 人；广南东路 3 人；广南西路 3 人；成都府路 3 人；利州路 3 人；梓州路 3 人；夔州路 3 人。按此总计全国贡额不足百人。每年推恩额定为 10 人。

5. 太医学的罢废

太医学的设立，反映出道君皇帝宋徽宗对医学的重视。他将医学与太学并列，使从太医学出身之人具有与太学出身者同等地位，于是也就具有同样的任官资格。这样，由于医官的职位较少，"医学"出身之人就往往凭资格去转任地方官员了。这样脱离了医业，在当时引起了争议。如政和七年（1117 年），有大臣上言：

（医学）锡命后，人才既成，宜试其能。又元（原）降指挥，使合赴评注授诸州曹掾簿尉，而于诊疗略无所预，虽有成才，莫获试用，而朝廷亦无以核诊疗之实。……若谓欲清其选，则既锡之名第，又加之品秩，且得为州县亲民之官，视两学无异，其选固已矣。至于诊疗疾病，乃设学求才之本旨，而命官之后，终不良之，岂朝廷循名责实之意哉。

他提出的办法是在授官之前对获推恩人的诊疗情况进行考核，以其全、失来作为授官好坏的参考，亦即要坚持对这些人员的医疗水平进行考核。政和七年间（1117 年）政府定下制度：

礼部奏："修立到诸太医学上舍推恩人，于所任州兼医学教授，仍令医职于医员外置。若任县官者准此，至通直即罢医职。"即要求"医学"出身人任地方官的同时兼任当地医学教授，直至任通直郎以上职位才不兼医职。这些都是尽量令他们不致完全脱离医学的办法。

政和八年（1118 年）下半年改元重和，次年又改元宣和，宣和元年（1119 年）是第一个培养周期完成之时。这第一届由"医学"制度培养出来的学生参加了太医学考试，考试详情未见记录，但应该是正常进行，包括宣和二年（1120 年）也决出了待参加宣和三年（1121 年）殿试的人选。

但是到了宣和二年下半年，情况大变。主持改革的蔡京罢相，王黼故继任少保太宰后，尽行推翻蔡京所行之政，包括取消"医学"。其主要理由，就是指责"医学"出身者多不任医职，有违设学的初衷。是年七月下罢医学诏曰：

先帝董正治官，太医局置丞、教授，立学生员额，成宪具存，今医局之外，复建医学，既违元丰旧制舍选之法；本示教养，今又医学生赐第之后，尽官州县，不复责以医术，平昔考选，遂成虚文。在京医学可并罢，应医学三舍生，旧系内外学籍，愿学者上内舍，并特令于现医学舍额上降一舍，外舍许通理医学，校定入学，令礼部国子监限五日条具闻奏。

与此同时，诏令医学中已考中待参加殿试之人，"特许赴来年特奏名试"。所谓特奏名试是宋朝一种特殊制度，又称恩科。比如举子曾参加一定次数的省试或殿试而均不第，达到一定年龄和举数，就可能获得特赐出身。

这样，设立太医学的改革实践真正实施的时间只有六年，最终仍回复到太医局的旧制度。不过，这里仅说罢"在京医学"，未废地方医学，但上述的医学升贡法应该是不复施行了，因为到宣和三年（1121年），"诏罢天下三舍法，开封府及诸路并以科举取士；惟太学仍存三舍，以甄序课试，遇科举仍自发解"。整个教育改革都已停止，科举考试又重新实施。

从时间上看，在兴办"医学"期间，能完成各级医学校学习周期的只有两届学生，而这两届学生未能参加殿试。不过，在宣和三年（1121年）之前的一次殿试，当时从儒学中通医术者转来的"医学"学生，曾参加过殿试并获赐第，甚至政和五年（1115年）的殿试时，当年正月复置的太医学，应该也有学生参加了殿试，不然就不会有政和七年（1117年）大臣对医学生赐第后任地方官的不满。

（四）南宋时期的医学传承

南宋时期，宋廷偏安杭州，虽国运危艰，仍然复置太医局，进行医学教育，开展医学考试。

1. 南宋太医局沿革

（1）太医局的复置 高宗迁都临安后，于绍兴十七年（公元1147年），别建太医局于临安府，并仿照北宋汴京旧制修建殿宇，于次年完工。其局生既有在当地招收的，也有陆续从旧京逃亡过来的。如绍兴元年（1131年）就有原太医局生九人来到临安，仍依原太医局制度安置。绍兴十二年（1142年），"诏医官、局生员额并依旧制"，并令户部确定太医局局生的钱粮。《宋史·选举志》载："绍兴中，复置医学，以医师主之。翰林局医生并奏试人，并试经义一十二道，取六通为合格。"这里的"绍兴中"可能指绍兴二十一年（1151年）。据《中兴两朝圣政》目录，这一年曾"定试医格"，可惜该卷内容已佚。另外，此处虽言"医学"，但据后来情况看，可能不是专门机构，而是指太医局的教育，不过也采取了徽宗时的一些制度。何大任在《太医局诸科程文格》序言中说："六飞南幸，修举旧章，乃复局学，设判局以为之长，列教授以分其教，又有长谕职事纲领，其徒三岁取士，与科举同；月书季考，与文武二学同。大方脉至书禁凡十有三科，然俱以七经为本，亦如六艺之文皆圣贤之格言大训，学者所当笃意也。"学生仍实行分斋教养，如当时记录局生俸钱标准时云："大方脉、风科每月各请食钱二贯文，内有职事，充堂长、斋长、司书、司门、斋谕各添月俸钱一贯文。"可见，徽宗在医学中引入太学的学习考试制度后，对医学传承起到了明显促进作用，因而为南宋所沿用。

（2）太医局的罢撤 到孝宗隆兴元年（1163年），太医局局生人数尚不足额，据当时报告："诸科局生，大方脉科一百二十人，见管三十四人；风科八十人，见管四十七人；小方脉科二十人，见管六人；眼科二十人，见管五人；疮肿兼伤折科一十人，见管一人；产科十人，见管一人；口齿兼咽喉科一十人，见管三人；针灸科一十人，全缺；金镞兼书禁科一十人，见管一人。"长期缺额的结果，导致削减名额，孝宗决定"将大方脉科见管人为额，小方脉已（以）下科目元（原）额减半"。尽管太医局规模已大为缩小，但是在国用不支的窘况下，仍然难以维持。乾道三年（1167 年），孝宗索性废除太医局："诏御医内宿医官，大方脉五员，小方脉三员、风科、口齿科、眼科、针科、疮肿科、产科各二员，通二十员为额。诊御脉四员，入内看医三员。在内溢额人且令依旧，今后并不作缺。差人其在外职事人内，除德寿宫六员，殿前左右班宿直四员，国子监、大理寺、和剂局、杂买务各一员，大宗正司一员许存留外，余人并在局祗应、直日、太医局及局生、医生并罢，今后更不试补。"将现有医官一一做出安置，然后罢太医局。

孝宗之罢局事出有因。《宋会要辑稿》记载说："先是宰执进呈国用事数，内医官请钱甚多，上曰：此辈最无用，亦可省钱。故有是命。"

时人洪迈亦记载此事，较为具体。他说："乾道三年正月，随龙医官、平和大夫、阶州团练使潘佽差判太医局，请依能诚例支破。迈时在西掖，取会能诚全支本色，因依（能）诚系和安大夫、谭州观察使，月请米麦百余硕，钱数百千，春冬棉绢之属，比他人十倍，因上章极论之，乞将佽合得请给，令户部照条支破。孝宗圣谕云：'岂惟潘佽不合得，并能诚亦合住了。'即日御笔批依，仍改正能诚已得真俸之旨，旋又罢医官局。"

洪迈当时的奏章，在《宋会要辑稿》有记录，内容大致相同，并讲到依能诚之所以高俸的原因："因依系与陈孝廉皆援干办军头司王公济例，特旨用随龙恩数。在于禄令，因无伎术官请真奉之文。依能诚支钱比他人十倍，今潘佽官秩虽降诚两级，然其所得亦已多矣。以医职而授观察团练使厚俸，何以别将帅勋旧哉！"

洪迈虽建议将潘佽俸禄按实际应得支给，但孝宗仍觉过多，进而认为医官"无用"，罢置太医局。

（3）再复太医局　到了乾道七年（1171 年），大臣虞充文上奏，指出废除太医局使得学医者考试入仕之路断绝，"恐庶民习医者无进取之望，不复读医书"，于医学发展不利，医官的补充也缺乏来源；况且所节约的钱粮也很有限，"局生请给，岁不过四千缗，国用司省之，过矣"。乾道八年（1172 年），又有"臣僚言乞置太医局及医生试补之法"，孝宗遂诏"更不置局，依旧存留医学科，遂举许令赴试"。即虽同意恢复医学考试，但仍不设太医局，只保留医学一科。这里的"医学"，同样也不是像徽宗时的专门机构，而是指在科举考试的同时附设医学科考试。应试者来自民间，与科举的制度有类似之处。

直到光宗绍熙二年（1191 年）七月十九日，才重新设置太医局，一切制度恢复如旧，如"从旧格法试补医人""吏额依未罢局前人数，局生以一百人为额"。一开始名额不满，还采取了一些措施。如绍熙三年二月规定："淳熙十六年铨试待补习学医生，已赴绍熙元年省试内有不中之人，每乞省试年分径赴省试，更不再赴铨试。"并要求"……铨试中太医局习学生，不限人数取放，盖将尽取合格以足所立员额之数"。当时还规定太医局教授二年为一任，"如教授数内教导有方，可令太医局保明存留再任"。宁宗庆元四年（1198 年），再度因节省费用，削减太医局规模。太常寺奏："数内翰林医官、太医局人吏学生委是数多。若不量行裁减，显是虚费钱物，今看详将太医局元立局生一百人为额，今欲十分为率，减去四分，以六十人为额。"据随后太医局的报告，其实当时实际局生并不算多，而且所领钱粮早已裁减过："目今本局见管生内，局生大方脉科二十六人，……请给三分减去一分，每人三贯六百六十六文；风科二十三人即无请给；小方脉科三人，产科二人，眼科一人，口齿兼咽喉科一人，疮肿兼伤折科二人，请给三分减去一分，每人二贯文；以上并系额内局生之数，针兼灸科、金镞兼书禁科额内局生见缺。"即实有局生仅 58人而已，太常寺显然就此实际人数为依据，将员额减至 60 人。

宁宗后期，太医局又渐渐发展起来。何大任作于嘉定五年（1212 年）的《太医局诸科程文格》序云："今也，局学生徒几三百员，率皆京邑辅郡之人。"学生又增加到将近 300 人了，考试制度则云"其文体格式并系用崇宁之制，迄今遵行"。

理宗绍定年间，太医局甚受重视，不但重建房舍，并且理宗皇帝还御书赐匾。《咸淳临安志》记载："（太医局）在通江桥北，创始于绍兴二十六年，至绍定间重建。殿曰神应，奉医师神应王，以崎伯善济公配；讲堂曰正纪，皆理宗皇帝御书匾。判局一，教授四，生员二百五十，冠带出入，月书季考，大略视学校。斋舍八，曰守一、全冲、精微、立本、慈幼、致用、深明、稽疾。提举官一，以内侍充。"

吴自牧《梦粱录》卷十五记载稍有不同：

医学，在通江桥北，又名太医局，建殿匾曰神应，奉医师神应王。以崎伯善济公配祀。讲堂扁曰正纪。朝家以御诊长听充判局职。本学以医官充教授四员，领斋生二百五十人。月季教课，出入冠带，如上学礼。学廪饮膳，丰厚不苟，大略视学校规式严肃。局有斋舍者八，匾曰守一、全冲、精微、立本、慈用（疑当为幼）、致用、深明、稽疾。

此时的太医局，规章制度均"视学校"（指太学），仍然实行"月书季考"，考试维持了原有制度。总的来说，南宋太医局不如北宋兴盛，规模也一度缩小。

2. 南宋医学考试情况

南宋制度祖述北宋，只是根据实际情况略作变化。太医局考试情况，兼采了北宋太医局和太医学的长处。

（1）太医局的考试 南宋太医局的考试与北宋类似，所谓"从旧格法试补医人"。其考任医官制度也与北宋类似，即局生学习三年以上，可以参加医官升任考试。嘉泰三年（1203 年）还要求礼部给太医局生"给贴"（类似证件）的日期以考中局生之日为准，因为以前考中之后往往"给贴"的时间拖延，使局生本来三年到期参加考试，但按"给贴"上的时间却未够三年，影响操作。不过，南宋在考试的命题制度上有一些创新，值得关注。

① 命题官选取：医学命题考官从翰林医官局中选取。淳熙五年（1178 年）正月七日："礼部言，据太常寺申，医生并生并臣僚奏试医人，附省试别试所，解发所有出题考校试官，每科虽合差二员。缘就试人数不多，乞依淳熙四年指挥，通差大方脉或风科共四员中书门下省行下翰林医官局，取索有出身郎及大夫以上姓名，于引试前二日点差，降敕令宣押入院。合用经书下国子监、临安府医院关借附试所，公使钱系临安府报点检所下所属应付。"这里提到命题官应"有出身"，即经正规太医局考试成为医官之人。到庆元年间由于这种有出身医官不足，管震才提出让奏试出身、曾参加过太医局考试的医官也可任考官。

② 通科命题：医学分科的情况前面已经述及，考试命题本来是分科进行。不过南宋时出于节俭，将分科出题改为各科通考，以减少出题官人数及支出。有关诏旨多次出现。

如绍兴三十一年（1161 年）诏："太医局选试医生差大方脉科或风科共四员通行出题考校，支破公使钱一百五十贯，旧制分科差官及四破公使三百六十贯，至是省之。"乾道元年（1165 年）二月十六日诏："太医局选试医生，差大方脉科或风科共四员通行出题考校，支破公使钱一百五十贯。旧制分科差官及合破公使三百六十贯，至是省之。"乾道九年（1173 年）诏："太医局选试医生，差大方脉科或风科共四员通行出题考校，支破公使钱一百五十贯。旧制分科差官及合破公使钱三百六十贯，元年指挥已省作二百五十贯，至是又省之。"

为了节约一点考试费用，将医学各科合并考试，以免出题人多而破费，其窘迫之境可见一斑，而考试内容也就变成以通用的内科为主。

③ 题库与随机命题：南宋时期，由于医官不足，结果在命题时创造了题库的形式。绍熙三年（1192 年）有官员提出太医局命题官人数少："缘所差试官，除假故避亲外，请科共不过十人，可以揣度，阴相计会。今欲候会题之时，每道令出题官多供二三十件，从监试官司对众抽摘，依格给与，且倍严怀挟、传义、代笔之禁。其将来试三场，亦合以第一场定去留，所供墨义、大义等题目仿此施行，其第二第三场每题亦合多供三五件，抽摘出题，庶几少革冒滥之弊。"这里要求每个出题官按 1∶20～1∶30 的题量出题，然后随机抽取，包含有题库、交叉命题、随机命题的概念，确是医学考试中的一个创举。

（2）孝宗时的医学科考试　宋孝宗虽然罢太医局，但存留医学科。开始医学科附于科举，在省试时同时举行附试以考选医官。如淳熙五年（1178 年）礼部奏定："医生并生并臣僚奏试医人，附省试别试所解发。"淳熙十五年（1188 年），较详尽地确定了医学科考试的考选方式："比年医官少精方脉，可自来年为始，令内外州县白身医人，各召文武臣选入医官一员委保具状，经礼陈乞于省试前一年附铨试场，随科目试脉义一场，三道以二通为格，就本所拆卷，出给公据照会，赴次年省试场，试经义三场共一十二道，将五通为合格，以五人取一名，令礼部给帖补，充习医生。"考试内容则是："方脉科、风科、小方脉科依今降指挥试脉义三道，其眼科以下依旧法试大义二道，假令法一道，以二通为合格，其次年省试经义一十二道，依旧法以六通为合格。"这里考试采取两级考试制，先铨试，后省试从各地选考医学生。然后，医学生在第二年参加"次举"，亦即医官选试，"候次举再赴省试场，试经义三场，共一十二道，以五人取一名，八通补翰林医学，六通补祗候"。这一考试程序，与科举考试基本一样，只是没有最后的殿试。

此外，南宋的地方各州也存在医学的传承。孝宗乾道年间规定："置职医、助教。京府及上中州职医、助教各一名。医生人数，京府节镇一十人，余州七人，万户县三人，每万户增一人，至五人止，余县二人。试所习方书义一十道。所习方书，大方脉：《难经》《素问》、张仲景《伤寒论》各一部，巢氏《病源》二十四卷；小方脉：《难经》一部、巢氏《病源》六卷。《太平圣惠方》一十二卷。"

地方医学生的分科主要设大、小方脉："诸医生，每三人内置小方脉一名，止有二人亦置一名。有阙者，许不曾犯罪经决人投家状，召品官或职医助教一名保明，仍三人以上为保，就本州差官试所习方书义。以五通为合格，二粗比一通，给帖补充。"

当时还允许临安之外人士入京参加太医局考试。孝宗乾道年间规定："（州县）诸医愿充太医局学生者，如不曾犯罪经决，许经所属投家状，试其艺业。"不过京外医人想考太医局有一定难度，嘉定年间太医局判何大任之所以编《太医局诸科程文格》，就是有鉴于太医局所取"率皆京邑辅郡之人"，少有外州人士。他认为原因是"自来诸科所习篇目及课试之文，未尝流布，远方之士无所指南，虽欲从之而不可得"。所以他编成此书，"开板流传"，希望"庶使外方之士知所矜式，翕然肯来，上可无负朝廷待遇之意"。总体上，南宋虽维持着医学教育和医学考试，但其素质和纪律已不如前代。俞文豹《吹剑录外集》记载："所谓太医局生者，……皆市井盘药、合药、货生药之徒，捐数百缗赂判局，即得之。其就试者，亦是赂判局指授。考官临去取，不看文字，惟寻暗号，钱到则虽乳臭小儿，庸鄙粗材，不识方脉，不识医书，姓名亦皆上榜。监试者视为文具，率不经意。向惟察院吕午知此文义，遂去一二考官，稍取得几人尔。局有八斋，率四日设一早膳，公帑钱粮悉入局长之家，为生员者志不在食，惟欲侥幸，省试一得，便可授驻泊，坐享俸给矣。愚谓……太医局则照太史局，委朝士提督，每日行食，每旬堂课，每月私试，其公试、省试考官则临时委朝士及监司太守举儒医，取朝旨点差，庶几人知习学，不至以庸医杀人。"

综上，由于南宋的国势渐衰，战事不断，再加上朝政的腐败，导致医学传承远不及北宋之兴盛。但从北宋到南宋的320年中，在唐朝已发展起来并已较完善的医学教育基础上，经过宋朝进一步的改革，已经更加成熟。特别是王安石变法后，医学教育的发展很快，且在医学教育上所取得了相当的成就。这和当时社会生产力，以及文化、科技、卫生事业的发展是分不开的。

（五）宋朝医学传承的影响因素

北宋科学技术发展迅速，以活字印刷术、指南针、火药的发明与应用为标志。尤其是活字印刷术的进步，促使宋朝出版业兴盛发达，结束了传统手工抄写的落后局面。成都与眉山、开封、杭州、福建建阳与麻沙地区等全国四大刻书中心和民间作坊在刻印大量经史子集及算书同时，刻印了大批《黄帝内经》《伤寒论》等医学书籍。

1. 藏书的增加与流通

宋政府对于文化事业的关注，超过了各朝，"艺祖革命，首用文吏而夺武臣之权，宋之尚文，端本乎此"。这首先表现在对书籍的重视。宋太祖即位不久，就提出"购幕亡书"，并明确指出，"夫教化之本，治乱之源，苟非书籍，何以取法（李焘，《续资治通鉴长编》卷二十五雍熙元年正月壬戌）"。"遗编坠简，宜在询求，致治之先，无以加此（《宋会要辑稿》崇儒）。"太宗时新建了三馆秘阁，以聚天下图书，此后的历代皇帝都对图书事业的发展，给予了极大的关注，因此收集图书、整理校勘书籍、印刷颁行书籍等，在宋朝几乎是持续不断的政府行为，成为一种制度，尤以北宋为甚。

宋初除尽收原割据政权的图书外，还多次下诏，希望个人献书，并制定了奖励政策，"凡吏民有以书籍来献者，令史馆视其篇目，馆中所无则收之"，并赐献书者以官爵（《续资治通鉴长编》卷七乾德四年癸未）。还多次派官员到民间去寻访书籍。于是"献图籍于阙下者，不可胜计"（《续资治通鉴长编》卷三十一淳化元年秋七月）。宋初三馆藏书只有一万两千余卷，至太平兴国三年（978年），三馆藏书已达八万卷。至此，国家藏书渐具规模。太宗时也制定献书的奖励政策，其后的皇帝多遵行之。太平兴国九年（984年），诏曰："令三馆所有书籍，以《开元四部书目》比较，据见缺者，特行搜访。……若臣僚之家，有三馆缺书，许诣官进纳。及三百卷已上者，与子出身，不及三百卷者，据卷秩优给金帛，如不愿纳官者，借本缮写。"而对于献医书者则给予更高的奖赏，太平兴国六年（981年）诏曰："太医之方，以十全为上。神农之药，有三品之差。……比令编纂，多所阙遗。宜行购募之文，用申康济之意。宜令诸路转运司，遍指挥所管州府，应士庶家有前代医书，并许诣阙进纳。及二百卷已上者，无出身与出身，已任职官者亦与迁转。不及二百卷，优给缗钱赏之。有诣阙进医书者，并许乘传，仍具次续食。"真宗咸平四年

（1001 年）诏曰："国家大崇儒馆，博访艺文，虽及购书，尚多亡逸。特降恩制，用广搜延，应中外官及民庶家，有馆阁所少书籍，并令进纳。每卷给千钱，及三百卷已上，当量才录用。"仁宗嘉祐五年（1060 年）曾设购赏科："以广献书之路。应中外士庶之家，有收馆阁所阙书籍，许诣官送纳。如及五百卷，当议与文武资内安排，不及五百卷，每卷支绢一匹。……如士庶之家，有收藏得上件书籍，及别更有奇书，令具名件卷秩，所撰人姓名年代，逐旋缴连闻奏。……当议依诏推恩。"（以上见《宋大诏令集》，司义祖校订）唐末昭宗时国家藏书为七万卷（《玉海》艺文卷五十二），而南宋末时国家藏书已达"十一万九千九百七十二卷"。

宋人王明清对宋朝收集图书的过程有详细的叙述："国朝承五代抢攘之后，三馆有书近万二千卷。乾德以后，平诸国，所得浸广。太宗乡儒学下诏，搜访民间，以开元四部为目，馆中所缺及三百已上卷者，与一子出身。端拱元年，分三馆之书，别为书库，目曰秘阁。真宗咸平三年，诏中外臣庶家，有收得三馆所少书籍，每纳一卷给千钱。（送）判馆看详，委是所少书数及卷秩，别无差误，方许收纳。其所进书及三百卷以上，量才试问，与出身。又令三馆写四部书二本，一置禁中龙图阁，一置后苑之太清楼，以便观览。八年，荣王宫火，延燔三馆，焚爇殆遍。于是出禁中本，就馆阁传写，且命儒臣编类雠校。校勘、校理之官，始于此也。嘉祐五年，又诏中外士庶，许上所缺书，每卷支绢一匹；及五百卷，特与文资。元丰中，（建）秘书省，三馆并归省中，书亦随徙。元祐中，重写御前书籍，又置校对黄本，以馆职资浅者为之。又置重修晋书局。不久皆罢去。宣和初，蔡攸提举秘书省，建言置补（完）御前书籍所，再访天下异书，以资校对，以侍臣拾人为参详官，余为校勘，又以进士白衣充检阅者数人，及年皆命以官。未毕而国家多故，靖康之变，诸书悉不存。太上警跸南渡，屡下搜访之诏，献书补官者凡数人。秦熺提举秘书省，奏请命天下专委守臣，又有旨录会稽陆氏所藏书上之。今中秘所藏之书，亦良备矣。"（《挥尘录》前录卷之一）

这一时期的私人藏书也非常兴盛，宋朝三百年中，有明确文献记载的藏书家就达七百人，是前此周至唐千年左右藏书家总和的近三倍。从某种意义上说，中国私家藏书发展的大起步，应当从宋朝开始，自宋而后，万卷书楼，蜂拥南北，使私家藏书进入兴盛发展阶段，从而与宫廷官府、书院寺观的藏书鼎足而三，构筑成中国藏书文化活动的新局面。这些藏书家藏书数量巨大，往往世代相传，而且他们多是官吏兼学者，每每对藏书进行整理与校勘，并编写书目，据现存文献统计，宋朝的私家藏书目录有六十四种，可惜绝大多数早已亡佚。由于书籍较易获致，普通官吏也多有蓄书者，王明清《挥尘录》云："近年所至郡府多刊文籍，且易得本传录，仕宦稍显者，家必有书数千卷……"从一般宋人记录可以看出藏书要上五千或一万卷才会被认为藏书丰富。宋朝的书籍是处于流通状态中的，个人之间互相交流书目，传录书籍，政府经常向个人征书，个人又可以从政府藏书处所传录书籍。苏颂有很多书都是录自秘阁。如《书林清话》所说："刻书以便士人之购求，藏书以便学徒之借读，二者固交相为用。宋、明国子监及各州军、郡学，皆有官书以供众读。"《天禄琳琅书目》记载宋版《大易粹言》卷末纸背有印记云："国子监崇文阁官书，借读必须爱护，损坏缺损，典掌者不许收受。"这与隋唐时期的政府藏书仅供御览或少部分与图书编纂有关的官员阅读的状况形成了鲜明的对比。另外，也往往有人偷窃馆阁藏书，如《梦溪笔谈》卷一说"官书多为人偷窃，士大夫家往往得之"。这也可算是重视藏书的一个反面例证和另一种形式的流通。宋朝的私人藏书家也多将其所集书籍外借供阅读或传抄。《曲洧旧闻》记宋敏求"居春明坊，士大夫喜读书者多居其侧，以便于借置故也"。于是春明坊的宅子比他处的租价常高一倍。宋敏求是北宋时期的大藏书家，其父宋绶得杨文庄、毕文简二家藏书，以聚子孙雠对经籍为乐事。《曲洧旧闻》还记："宋次道龙图云，校书如扫尘，随扫随有。其家藏书，皆校三五遍者，世之蓄书，以宋为善本。"《挥尘录》记载："先祖早岁登科，游宦四方，留心典籍，经营收拾，所藏书逮数万卷，皆手自校雠，贮之于乡里，汝阴士大夫，多从而借传。"

作为商品的图书在汉朝就已出现，但是直至宋朝才发展成为初具规模的图书市场，这也源于宋朝商品经济的繁荣。书肆在此时已遍布全国各地，图书的售卖方式也是多样的。北宋东京城内店铺贸易非常发达，《东京梦华录》记载相国寺东门大街"皆是幞头、腰带、书籍、冠铺"。并且有定期的集市，"每月五次开放，万姓交易……殿后资圣门前皆书籍、玩好、图画"。南宋临安城北丰乐桥至棚桥一带书铺林立，是当时最大的专业图书市场，吸引了大批各地书商前来贩运书籍。临安著名书坊有临安棚北大街睦亲坊南陈宅书籍铺、杭州大隐坊、临安太庙前尹家文字铺、临安桔园亭文籍书房、临安张官人诸史子文籍铺等20余家，其中以临安府陈宅书籍铺最著名。福建是当时另一图书贸易中心，也有很多著名的书坊，这些书坊多兼刻印与售卖书籍于一身。另外，还有书商以肩挑的方式流动售书。

对于文化的传播而言，书籍的增多是一个重要的方面，书籍的流通则是另一个重要的方面。

同时还有证据表明，宋朝的藏书已有目的地应用于学校教育，甚至是地方学校都设有一个小型的书库。这种小型图书馆主要为学生和教师服务，一些学校藏书甚富，令人佩服，如宋朝前期的应天书院在景祐三年发展成应天府学，据记载，它拥有上千卷图书。婺源县学则拥有一千四百多卷图书，一个县学有如此丰富的藏书，真叫人难以相信。

2. 校正与印刷医书

雕版印刷在宋朝得到了极大的发展，不仅政府（包括中央政府和地方政府）雕印书籍，私人刻书和书坊刻书也很兴盛（政府刻书称为官刻，私人刻书称为家刻，书坊刻书则称为坊刻），而且刻书地点普及，南宋时遍及十五路，故宋朝被称作

"雕版印刷的黄金时代"。而且，宋版书是世人公认的珍本。其所以受到重视的原因主要有两点：第一是许多著作，在今天来说，只有宋版最接近于原本，这在科学研究中是很重要的；第二是宋版书的刊刻艺术是后世的模范，对后世书籍制度有巨大的影响。如《天禄琳琅书目》（卷4）中说："书籍刊行大备，要自宋开始，校雠镌镂，讲求日精。"

宋太祖即位不久，就对印书之事颇为关切，并继续五代国子监校定雕印经书的工作，《玉海》卷四三"开宝校释文"条有这样的记载："建隆三年（962年），判监崔颂等上新校《礼记释文》。开宝五年（972年），判监陈鄂与姜融等四人校《孝经》《论语》《尔雅》释文，上之。李昉、知制诰李穆、扈蒙校定《尚书释文》。德明释文用《古文尚书》，命判监周惟简与陈鄂重修定，诏并刻板颁行。"值得注意的是，宋太祖时雕印卷数最多的书籍有两类，一是刑律，二是医书。《宋史·刘翰传》记载："开宝五年，太宗在藩邸，有疾，命翰与马志视之，及愈……尝被诏详定《唐本草》……既成，诏翰林学士中书舍人李昉、户部员外郎知制诰王祐、左司员外郎知制诰扈蒙详覆，毕上之，昉等序曰……下采众议，定为印板，乃以白字为神农所说，墨字为名医所传，……今以新旧药合九百八十三种，并目录二十一卷，广颁天下．传而行焉。"可见，北宋肇建，最急切的是刊印安定社会秩序的法律文书和恢复人民健康的医药书籍。刻书的官方机构在中央主要是国子监，地方的很多机构也都刻书，包括安抚使司、茶盐司、漕司、提刑司、转运司、郡斋、县斋、郡庠、府学、县学、学宫、书院等，这些机构所刻书都是官书。其中以郡斋、县学、州军学所刻为较多。另外，还有公使库本。官刻书就是为了流通普及而作，《书林清话》卷六云："宋时国子监板，例许士人纳纸墨钱自印。凡官刻书，亦有定价出售。今北宋本《说文解字》后，有'雍熙三年中书门下牒徐铉等新校定说文解字'，牒文有'其书宜付史馆，仍令国子监雕为印板，依九经书例，许人纳纸墨价钱收赎'等语。"真宗大中祥符五年（1012年）诏曰："国学见印经书、降付诸路出卖，计纲读领，所有价钱于军资库送纳。"也就是说诸路可以代售国子监本书籍。《续资治通鉴长编》记载，真宗天禧五年（1021年）时，"九月癸亥，上封者言，国子监所鬻书，其直甚轻，望今增定。上曰：此固非为利也，正欲文字流布耳。不许"。由此可知当时国子监印本书籍的出售量是很大的，而且价格便宜，当真宜于"文字流布"。后来监本的书价有所提高，哲宗时陈师文上书云："伏见国子监所卖书，向用越纸，今用襄纸而价高。纸既不逮，而价增于旧，甚非圣朝章明古训以教后学之意。臣愚欲乞计工纸之费以为之价，务广其传，不亦求利，亦圣教之一助。"哲宗深以为然，于是降低了书价。

开宝四年（971年），宋太祖派人到成都去雕刻《大藏经》，到太宗太平兴国八年（983年）完成。凡一千零七十六部，五千零四十八卷，雕版达十三万片之多。这就是世界最早的著名藏经《开宝藏》。宋太宗时期，下令编撰《太平御览》《文苑英华》各一千卷,《太平广记》五百卷;真宗时,又编撰《册府元龟》一千卷,是为北宋著名的四大书。这些书保存了大量的文献资料,为后人的辑佚校勘提供了重要条件,南宋洪迈评价《太平御览》说:"国初承五季乱离之后,所在书籍印板至少,宜其焚扬荡析,了无孑遗,然太平兴国中编次《御览》,引用一千六百九十种,其纲目并载于首卷。而杂书古诗赋,又不及具录。以今考之,无传者十之七八矣。"

《中国印刷史》中的一段引述,很能说明雕版印刷在宋朝对图书业发展的影响,书中表明宋初刻书较少,还有以抄书为业的,如杜鼎手写孙思邈《千金方》鬻之。至真宗、仁宗而始盛。洪迈云:"国初承五季离乱之后,所在书籍印板至少。"韩琦云:"少年时家贫,学书无纸,时印板书绝少,文字皆是手写。"苏轼云:"予犹及见老儒先生,言其少时《史记》《汉书》皆手自书,日夜诵读,惟恐不及。近岁市人转相摹刻,诸子百家之书日传万纸,学者之于书多且易致。"真宗时国子监书板十余万,比宋初增至数十倍。……神宗熙宁以后解除擅刻书籍之禁,出版自由,各种印板自然更多。至南宋高宗末、孝宗、光宗、宁宗、理宗而最盛。魏了翁云:"自唐末五季以来始为印书,极于近世,而闽、浙、庸蜀之锓梓遍天下。"元吴澄云:"宋三百年间锓板成市,布满天下,而中秘所储莫不家藏而人有。无汉以前耳授之艰,无唐以前手抄之勤,读者事半而功倍,何其幸也。"《建炎以来朝野杂记》中亦有记载,淳熙十三年(1186年)秘书郎莫叔光上言:"今承平滋久,四方之人益以典籍为重,凡缙绅家世所藏善本,外之监司郡守搜访得之,往往锓板,以为官书,然所在各自板行。"

沈括在《梦溪笔谈》中详细地记载了毕昇发明活字印刷术的用法:"版印书籍,唐人尚未盛为之,自冯瀛开始印五经,后世典籍皆为版本。庆历中,有布衣毕昇又为活版,其法用胶泥刻字,薄如钱唇,每一字为一印,火烧令坚,先设一铁板,其上以松脂蜡和纸灰之类冒之。欲印,则以一铁范置铁板上,乃密布字印满铁范为一版,持就火炀之,药稍熔则以一平版按其面,则字平如砥。若只印三二本,未为简易,若印数十百千本,则极为神速。常作二铁板,一版印刷,一版自布字,此印者毕,则第二版已具。更互用之,瞬息可就,每一字皆有数印,如之也等字,每字有二十余印,以备一版内有重复者。不用则以纸贴之,每韵为一贴,木格贮之。有奇字素无备者旋刻之,以草火烧,瞬息可成。不以木为之者,文理有疏密,沾水则高下不平,兼与药相黏不可取,不若燔土,用讫再火,令药熔,以手拂之,其印自落,殊不沾污。昇死,其印为予群从所得,至今宝藏之。"就沈括的记述来看,活字印刷术在北宋时已经是一项成熟的技术,虽然在北宋并未得到普遍应用,但可以预见它对其后书籍的普及是有极大的推动作用的。

印刷术发展对宋朝图书事业产生了极大促进作用,医书的数量大增,并得到了广泛普及。宋版医书的价值,首先在于保存了许多古代珍贵的典籍,而且其内容往往是最接近原本的,其次在于对医学知识的普及起到了巨大的推动作用。《宋史·

艺文志》收载的医书有 509 部，医学文献 114 种 3327 卷，与《唐史·艺文志》收载的唐朝医书 120 部，医学文献 30 种 689 卷相比，数量大大增加。根据张秀民的研究，宋朝医书见于著录可查者四百余种，其中出版可考者则近一百种。而崔秀汉统计，宋朝刊行的医药书籍（包括各种版本）有 700 余种，其中既有官刻本也有坊刻本。

景祐二年（1035 年），大臣韩琦上书言："医书如《灵枢》《太素》《甲乙经》《广济》《千金》《外台秘要》之类，本多讹舛，《神农本草》虽在开宝中命官校定，然其编载尚有所遗，请择知医书儒臣与太医参定颁行。"这是创办校正医书局的缘起，开始隶属于编修院，后来迁移到太学（国子监）。校正医书局的工作，如陈振孙所说："凡医书之行于世，皆仁庙朝所校定也。按会要：嘉祐二年，置校正医书局于编修院，以直集贤院掌禹锡、林亿校理，张洞校勘，苏颂等并为校正。后又命孙奇、高保衡、孙兆同校正。每一书毕，即奏上，亿等皆为之序，下国子监板行。并补注《本草》、修《图经》《千金翼方》《金匮要略》《伤寒论》，悉从摹印。天下皆知学古方书。呜呼！圣朝仁民之意溥矣。"

校正医书局用了近十年时间校正了十余部唐以前的重要古医书，这是我国历史上第一次由政府组织人力整理的唐以前的一批重要古医书。通过此次整理，使包括《黄帝内经》《伤寒论》等在内的一些著作摆脱了主要靠手抄传播的历史，而有了统一的、定型的版本，并通过印刷术进一步推广普及，此举对医学教育事业的发展影响颇大。官书因其校订、印刷质量高，且由政府颁行，具有一定的权威性而为世人所重视。这些医书大多成为后世的经典，亦成为此后医学发展的渊源。

此外，定价低廉成为医书推广的一个重要因素。因为官府刊刻医书不是以求利为目的，而是为了普及医药知识，因而定价较低，据记载："宋国子监镂刻经史外，最重医书，且听人购买。吾所藏明仿宋本，王叔和《脉经》十卷，前有公牒，略云'国子监准监关准尚书礼部符，准绍圣元年六月二十五日敕，中书省尚书省送到礼部状，据国子监状，据翰林医学本监三学看治任仲言状。伏睹本监先准朝旨，开雕小字《圣惠方》等共五部出卖，并每节镇各十部，徐州各五部，本处出卖。今有《千金翼方》《金匮要略方》王氏《脉经》《补注本草》《图经本草》等五件医书，日用而不可缺。本监虽见出卖，皆是大字，医人往往无钱请买，兼外州军尤不可得。欲乞开作小字，重行校对出卖，及降外州军施行。本部看详，欲乞国子监申请事理施行，伏候指挥。六月二十六日奉圣旨，依。抄如右，牒刊奉行'云云。盖当时朝廷本重医学，故请乞必得依行。"在《伤寒论》卷首的"国子监刻书表"亦云："国子监准尚书礼部元祐三年八月八日符：元祐三年八月七日酉时准都省送下当月六日敕中书省勘会，下项医书册数重大，纸墨价高，民间难以买置。八月一日奉圣旨令国子监别作小字雕印。内有浙路小字本者，令所属官司校对，别无差错，即摹印雕版，并候了日广行印造。"因其质优价廉，这些医书在当时得到了极大的推广普及。

两宋时期刊刻的医书（包括官刻与私刻）有：初虞世《古今录验养生必用方》

《大观经史证类备急本草》，史堪《史载之方》，庞安时《伤寒总病论》，朱肱《伤寒百问》《南阳活人书》，钱乙《小儿药证直诀》，王继先等《绍兴校定经史证类备急本草》，无名氏《小儿卫生总微方论》，何大任《太医局诸科程文格》《太平惠民和剂局方》的多次修订本，《中藏经》，杨倓《杨氏家藏方》，王执中《针灸资生经》，洪遵《洪氏集验方》，李柽《伤寒要旨》，朱端章《卫生家宝产科备要》，叶大廉《叶氏集验方》，王璆《是斋百一选方》，杨士瀛《仁斋直指方论》《小儿方论》《伤寒类书活人总括》，魏岘《魏氏家藏方》，张杲《医说》，闻人规《小儿痘疹论》，刘信甫等《新编类要图注本草》，刘信甫《活人事证方》，许叔微《普济本事方》，张锐《鸡峰普济方》，寇宗奭《本草衍义》，陈言《三因极一病证方论》，杜光庭《广成先生玉函经》，郭坦《十便良方》《新编近时十便良方》，严用和《严氏济生方》，苏轼、沈括《苏沈良方》，庄绰《膏肓灸法》，李朝正《备急总效方》，闻人耆年《备急灸法》，朱佐《类编朱氏集验医方》，昝殷《经效产宝》等。

3. 科举的推动作用

北宋政府为避免军阀割据，实行中央集权制，大力提倡儒学，着重文治。因此积极推行科举制度，重视文士培养与选拔，大量录用进士。而赵匡胤于宋乾德元年（963 年）密镌并立于太庙寝殿之夹室的"不得杀士大夫及上书言事人。子孙有渝此誓者，天必殛之"的"誓碑"，作为赵宋王朝的重要政策之一，新天子登基前必须到誓碑前跪拜默诵。科举制度使得文士的地位得以提高，而一批儒士的弃官从医，促使医学队伍的结构发生了改变，从而使中医学队伍文化素质及整体水平明显提高。

科举制度形成于唐朝，唐以前的荐举制度的影响还很明显，"科名多为势家所取，致塞孤寒之路"，因而应举对于普通民众并无太大的吸引力，这与宋朝形成了鲜明的对比。北宋是科举制度成熟的时期，并开始成为一种具有重要社会文化意义的制度。

北宋初期就开始对科举制度进行改革。首先是取消了门第限制，淳化三年太宗明确规定："国家开贡举之门，广搜罗之路，……如工商、杂类人内有奇才异行，卓然不群者，亦许解送；或举人内有乡里是声教未通之地，许于开封府、河南府寄应。"这就是说不论出身如何，都可应举，而偏僻边远地区从前无从应举的读书人也有了新的途径。其次是改革考试程序和方法，尤其是采取糊名、誊录等措施，在很大程度上防止了作弊现象的发生。如欧阳修所说："窃以国家取士之制，比于前世，最号至公，盖累圣留心讲求曲尽……不问东西南北之人，尽聚诸路贡士混合为一而惟才是择，各糊名、誊录而考之，使主司莫知为何方之人，谁氏之子，不得有所憎爱厚薄于其间……其无情如造化，至公如权衡，祖宗以来不可易之制也。"第三是改革考试内容，唐代进士科以考较诗赋为主，宋代则经义、诗赋、策、论并重，经义由试墨义改为试大义。

通过这样的改革之后，宋朝的科举之门极大地向普通人开放，通过科举考试成为官吏的平民大大增多。《宋史》本传及明朱希召《宋历科状元录》载，北宋仁宗一朝的十三榜进士第一人，就有 12 人出身于平民之家。又南宋理宗宝祐四年（1256 年）《登科录》所载曾祖、祖、父三代仕履都完整的 570 名进士中，若依其出身统计，三代皆不仕者达 307 人，占总数的 53.9％，父亲一代有官者（包括宗室）129 人，只占总数的 22.6％。应当指出，即使在这 129 人中，绝大部分亦是选人和小使臣一类的初品官，其中从九品的迪功郎和承信郎又占了半数以上。这些人若要想依仗手中的权势让子弟登第，显然比较困难。而且平民入仕成为高官的比例也很高。据统计，《宋史》中有传的北宋 166 年间的 1533 人中，以布衣入仕者占55.17％，而一至三品官中来自布衣者约占 53.67％，至北宋末时高达 64.44％。赵普、寇准、范仲淹、王安石、欧阳修等名相名臣，均出身寒素。

另外，在唐朝，科举及第者只是取得了做官的资格，称作选人，而不能直接入仕，必须经过吏部的考试，这对于寒门素士是不利的。而且即使入仕，职位也往往很低，如无门第背景，升迁的机会是很小的。宋朝则有了很大的变化，进士及第后即直接授官，而且升迁的速度也很快。《宋史·宰辅表》载有宋 133 名宰相中，由科举出身的人则有 123 人，如洪迈所说："本朝自太平兴国以来，以科举罗天下士，士之策名前列者或不十年而至公辅。……东坡送张子平序，以谓仁宗一朝，十有三榜，数其上之三人，凡三十有九，其不至于公卿者，五人而已。"

在宋朝读书与做官联系紧密，做官又可以改变生活境遇。因此，读书就可能成为实现自己的政治理想、文化理想、生活理想的机会。所谓"书中自有千钟粟""书中自有颜如玉""书中自有黄金屋"的倡导无疑具有很大的吸引力。《夷坚志》中记载，浦城陈尧咨中举前曾做一梦，梦中得"有官便有妻，有妻便有钱，有钱便有田"三语。诚然，并不是所有读书人都只看重这些物质利益，但是对于普通人来说，通过应举来获得较好的生存环境，是很现实的考虑。如苏辙所言："今世之取人，诵文书，习课程，未有不可为吏者也。其求之不难，而得之其乐，是以群起而趋之。凡今农工商贾之家，未有不舍其旧而为士者也。"

因此，参加科举考试的人数在宋朝急剧上升。太祖时每次参加省试人数不过两千左右，太宗即位后第一次贡举（977 年）即有五千三百人，到真宗时（998 年）已达到近二万人。后来虽然对贡举数额进行了限制，参加科举考试的人数仍是有增无减。除南宋初年曾因战乱导致应举人数一度锐减外，总体上一直呈上升趋势。宁宗时有大臣上疏说，当时应举之人，"大郡至万余人，小郡亦不下数千人"。如果将全国应举和准备应举的读书人都统计在内，人数可能接近百万。而一向被视作"蛮荒之地"的岭南地区，也随着科举制度的发展而普及了文化，在北宋仁宗嘉祐年间的三次贡举中，尽管国家每次都给名额，但广南东路三次贡举及第人数才 5 人，广南西路则只有 1 人，而到南宋理宗宝祐四年（1256 年），两路登第人数分别达到了32 人和 33 人。

　　取士众多也是宋代科举的另一个特点，太祖开宝三年（970 年）取 106 人，太宗太平兴国二年（977 年）一次取诸科和进士共 309 人，真宗咸平三年（1000 年）进士科取 409 人，诸科取 1129 人，是宋代科举考试取士最多的一次。南宋时取士也很多，如理宗宝庆二年（1226 年）取士达 987 人。宋朝取士的绝对数量虽多，与大量的应举士人相比，却是很小的一部分。贾志扬根据他对宋朝科举的研究指出，宋参加各州检定考试的考生人数在 11 世纪初期为二万至三万人，而在一个世纪之后，参加 1099 年、1102 年、1105 年这几年考试的人数已达七万九千人。到 13 世纪中叶，光是中国南部（即南宋）的考生大概就已达四十万人以上。在这种压力之下，政府不得不把州试的法定配额比率从 1009 年的 5/10 降到 1275 年的 1/200。再以南宋时期出进士的一个主要地方福建的福州府为例，1090 年在三千名考生中只有四十个举人的名额（1/75），而 1207 年在一万八千多名考生中仍只有五十四个举人名额（1/333）。两浙西路的严州 1156 年在一千七百八十一名考生中只有十八个举人名额（1/100），到 1262 年，考生增到七千多人，却仍然只有十八个举人名额。统计还表明，读书人的人数相对于人口的其余部分也在增长，而不仅是与宋朝的人口同步增长而已。因此，落第士人的数量也是相当巨大的。

　　宋朝印刷书籍的基本情况已如前述。由于应举士人的大量增多，印行与科举相关的书籍颇为有利可图，因此无论官刻本还是坊刻本都有很多是为了满足士人应举需要的。这类书除了儒家经典之外，以类书和当代史的影响最大。宋朝编撰的以"备场屋之用"的类书很多，如高承的《事物纪原》、孙逢吉的《职官分纪》、吕祖谦的《历代制度详说》等都很受应举士人的欢迎。《四库全书总目提要》说："宋自神宗罢诗赋，用策论取士，以博综古今，参考典制相尚。而又苦其浩瀚，不可猝穷。于是类事之家，往往排比连贯，荟萃成书，以供场屋之用。"葛兆光这样评价类书："从思想史的角度看，类书是这样一些文本，它在把经过确认的共识，经过简约化方式表现出来，并以最便于携带、背诵的形式充斥人们的记忆，也充当每一个受教育的人的启蒙读物，从一开始就成为他们知识思想和信仰的底色，今后无论如何皴染，它都将顽强地显现出来，它不仅是童年经验，也是基本知识。"由此可以看出，科举考试对于当时知识人思想的影响是非常深刻的，成千上万的应举士人带着他们习得的知识与思想汇聚州府和京城，然后又散布于全国各地。虽然自汉代开始，政府就推行"独尊儒术"的政策，但只是在这个时代，政府所倡导的思想观念才如此广泛地影响及普通人，并触及全国每一个角落。

　　可以说，科举制度的发展使读书人的数量大大增加，对于文化的普及有极大的推动作用。读书人的增多一方面导致对书籍的需求增加，另一方面对于医学的发展也有一定的促进作用。这一点从宋朝著名医家的出身、科举、任职、贡献可以看出：42 位医家中进士及第 9 人，还有 1 人进士落第，1 人习举子业，说明这 11 人都参加了科举。在贡献中，42 位医家除医疗活动外皆或参加校书，或著书。

四、金朝的医学教育

金朝的科举制度皆仿宋制，设贡举，有辞赋科和经义科等，从太宗天会元年（1123年）开始设立科举制度选聘人才。在金朝的统治区域里，建立了许多学校，有女真府学、汉儿府学等。1151年，建国子监；1166年，建立国子太学；1173年，建立女真国子学。

医政方面，主要的医政机构有太医院与尚药局。《金史》记载：

尚药局。提点正五品，使从五品。出职官内选除。副使从六品，掌进汤药茶果。直长正八品，都监正九品。果子都监、同监各一员，掌给受进御果子。本局本把四人。

太医院。提点正五品，使从五品，副使从六品，判官从八品。掌诸医药，总判院事。管勾从九品，随科至十人设一员，以术精者充，如不至十人并至十人置（不限资考）。正奉上太医（一百二十月升除），副奉上太医（不算月日），长行太医（不算月日）。十科额五十人。

太医院为金代最高医政机构，里面的管勾是每科十人以上设一员，要"术精者充"，必然要经过一定形式的考试。

地方上也有医疗机构，其名为医院，在太医院的统管下行使职能。《金史》载："东京、北京、上京、河东东西路、山东东西路、大名、咸平、临潢、陕西统军司、西南招讨司、西北路招讨司、婆速路、曷懒路、速频、蒲与、胡里改、隆州、泰州、盖州……皆置医院，医正一人，医工八人。"此外还有其他医官，像太后两宫有"医令正八品，医丞正九品"，东宫有"侍药正八品，奉药正九品，承奉医药"。金朝医官虽不如北宋为多，但其品秩级别也有十余种之多。

医官最高可至四品，"司天、太医、内侍官皆至四品止"，这已较北宋为高。医官子弟继承父业的也可荫补：

司天、太医、内侍、长行虽至四品。如非特恩换授文武官资者，不许用荫，以本人见充承应，难使系班故也。泰和二年，定制，以年老六十以上退、与患疾及身故者，虽至止官，拟令系班，除存习本业者听荫一名，止一子者则不须习即荫。

除荫补外，金朝也设有正规的医学教育，以通过试补选任太医。《金史》载："凡医学十科，大兴府学生三十人余，金京府二十人，散府、节镇十六人，防御州十人，每月试疑难，以所对优劣加惩劝，三年一次试诸太医，虽不系学生，亦听试补。"可见金朝的医学教育已经普及到全国各地，各州府皆有定额，并有三年一试这样类似科举的考试制度。而且，医学生与儒学生具有同样地位，可免差役："系籍学生、医学生，皆免一身之役。"

金朝的医学十科，具体名称未见记载，可能类似宋之九科，《金史》礼志载："方脉杂科医各一，医兽一。"规定出使夏国的使团中应有方脉杂科和兽医。不过兽医应不属医学十科之一，如《金史》选举志载："尚厩局医兽、驼马牛羊群子、酪人，皆无出身。"可见兽医的地位远低于其他医官，不入官品。

五、元朝的医学教育

（一）"医学"及有关机构的设置

元朝的医学学校称为"医学"，主要设在各地，不设中央医学。"医学"据记载始设于中统三年（1262年）。不过从文献看，在中统三年之前有的地方就有医学教育，可能是宋朝旧制的留存。如魏初《青崖集》载："太医王某诣初，言怀州孝感坊旧有三皇庙五间，盖壬子岁州医学教授赵元、张渊，管勾张嗣兴所创也。"壬子岁是蒙哥汗在位的第二年（1252年）。姚燧《牧庵集》也有"中统元年（1260年），制授南京路医学教授……"的记载，时间都在中统三年之前。而在中统三年以前，太医院内也有"教授"之职，如宪宗时有忽吉甫任太医院针灸科教授，中统二年（1261年）有太医王仪被授予太医院判兼教授，而且中统三年设医也说"依旧来体例"，都说明在中统三年之前存在着医学教育。中统三年只是元朝正式下令在全国普及建立医学教育之时。《元典章》载：

中统三年九月，钦奉皇帝圣旨：道与中书省忽鲁不花为头官员，据太医院大使王猷、副使王安仁奏告，医学久废，后进无所师受，设或朝廷取要医人，切恐学不经师，深为利害。依旧来体例，就随路名医充教授职事，设立医学，训诲后进医生勾当等事，仍保举到随路名医人等，充各路教授。准奏。仰随路已保教授，专一训诲后进医人勾当。今差太医院副使王安仁悬带金牌前去，随路设立医学。据教授人员丝线包银等，差发依例除免。所有主善一名，俸给及学校房舍，本处官司照依旧例分付。如教授缺差，非承袭职位，仰别行举。据医学生员拟免本身检医差占等杂役，将来进学成就，另行定夺。每月试以疑难，以所对优劣量加惩劝。若有民间良家子弟，才性可以教诲，愿就学者听，仍仰本路管民正官不妨本职提举勾当，省谕诸人不得沮坏。钦此。

从这道圣旨可以看出，朝廷这次设立医学校是非常坚决的，采取了一系列措施。在行政上，担心地方上有的官员阳奉阴违，除要求当地"正官"负责，"省谕诸人不得沮坏"外，甚至派出太医院副使王安仁为钦差，持金牌前往各地监督实施。在待遇上，除要求各地提供医学负责人的俸给和办学所需房舍外，对医学的教授予免除差役（学生当时尚待定夺，后来也给予免差）。各项措施均十分到位。

自此，元大都、上都、和林及各路、州、县均设立了医学校，体制仿当时的

"儒学"逐级设置：

会到儒学例，诸（路）教授、学录、学正各一员，上州、中州各设教授一员，下州设学正一员，诸县设教谕一员。军司今议：拟诸路医学教授一员，只受敕牒，外学正一员，上州、中州、下州各设一员，俱系尚医劄付。各县设学谕一员，受本路医学教授劄付。

即各路设医学教授、学正各一员，上、中、下州设学正一员，县设教谕一员。所谓上、中、下州是按人口划分，如至元二十年（1283 年）规定，五万户以上为上州，三万户以下为下州，两者之间为中州。不过按此处所述，"医学"似比儒学少学录一职，但事实上各地是有医学学录的。如《至顺镇江志》所载的镇江医官中就有学录二职，有教授张应雷等 6 人，学生郑霖等 8 人，学录戚庆祖等 5 人，还有"三县医学教谕各一员"，可见与儒学是完全一致的。据统计，当时全国共有"医学教授二百三十二员"。延祐三年（1316 年），由常德路医学正李震奏请，准予医学官穿戴制服，制度与儒学相同。这是医学教官享受官服之始。

由于太医院职能繁多，为加强各地医学校的统一管理，至元九年（1272 年）在太医院下设立了专职管理部门——医学提举司。《元史·百官四》说：

医学提举司，秩从五品。至元九年始置。十三年罢，十四年复置。掌考校诸路医生课义，试验太医教官，校勘名医撰述文字，辨验药材，训诲太医子弟，领各处医学。提举一员，副提举一员。

医学提举司设于各地，在太医院中则对应设"诸路医学提举司"，以总管全国医学教育。例如《元典章》提到太医院医学教授从全国选拔时，要由各地逐级考试保送，最后到太医院后则由诸路医学提举司复试，确实合格才能录用。

各路的医学提举司是直接管理医学校并负责选任教授的政府机构，时人称："太医院总天下医政，而考课艺、荐择校职，提举实握其要。"各路提举司官员称提举，但也有的路称提领。如衢州路："刘光大至元二十三年（1286 年）任衢州路医学提领，升本学教授。"平江路也如此："元初，吴德诚提领平江路医学。"这两地都是南方地域。提领为正七品秩，比提举要低。造成这种情况的原因，一方面由于元朝平定各地时间有先后。中统三年（1262 年）时南方尚未平定，当时在北方各路设医学提举司，直属太医院管理，到 1276 年灭南宋后，江南被纳入版图，但由于地域广阔，人口众多，如同样按路设官则提举过多，又离京城较远，管理不便，遂将医学提举司设于南方行省一级，行背下的路则设提领所。另一方面，这一政策里多少也有一点歧视性质。元朝政制中，以蒙古人地位最高，色目人次之，原金国治下的北方人氏称汉人又次之，最后平定的南宋疆域内的人民称南人地位最低，所以行政制度上南方低于北方。这种设置文献虽未明确提及，但参照同级的官医提举即是如此，而且在地方史料上有不少佐证。北方各路设医学提举司，州设提领（医学提领所），而南方则是各行省设医学提举司，路设提领，南北各县则均设管勾。

（二）医学校与三皇庙

元朝医学校与当地的三皇庙合二为一，是其独特之处，这也是遵循了儒学的体例。元朝"郡县莫不有学，学皆有孔子庙"，因此，当时常将儒学校称为"庙学"。这种办学形式既将教育与祭祖结合起来，又体现了教育的严肃性。元代学者揭傒斯云：

三皇古无庙，唐天宝中始置，祀以春秋，配以勾芒、祝融、风后、力牧。五代宋并因之。国朝始诏天下，以郡县皆立庙，以医者主饲，建学置吏设教，一视孔子庙学。

另一学者贡师泰指出这是元朝独创之制：三皇有庙，医者有学，其制虽仿见于前代，而合庙、学为一，则又我国家之盛典也。这种制度实行的时间，大约在至元初年，即1264年左右，如《说学斋稿》三皇祭礼序云："在至元初，以医家专其享祀。""三皇庙祀伏羲氏、神农氏、黄帝氏，即古所谓三皇者。"医学之所以置于三皇庙，是因传说中三皇均为医学的始祖。《闲居丛稿》云："皇元开寿域于天下，设置医学，俾人无夭札之患，以三皇为医所祖。制下所在立庙，春秋以三九阳月享祀，日亦如之，公帑出钱，守土者行礼如式。"传说中伏羲画八卦、制九针，神农尝百草，黄帝论医学，均与医学有渊源，故为医生所祖。以三皇庙作为医学所在，除教学外，每年春季三月初三、秋季九月初九均有大祭。

在中华传统文化中，三皇均为人文始祖，历来被认为是华夏民族的祖先，创建医道仅是其业绩之一。古人以医为小道，将三皇庙专属于医学校，在当时颇招致士人不满。如张养浩说：

三圣人之德，天也，孰弗被其甄陶？而近代则以医家者流宗之，余尝以为未尽焉。或曰：彼书有名《本草》者称神农，有名《素问》者称黄帝，以伏羲始卦，故又以为卜筮者之祖。若然，则是以一事一能待圣人也。殊不知三圣人功于后世者渠止此而已乎！也有人责问："三皇之功及于人者如此，而领之于医，不亦亵乎？"

这种议论不但在民间有，甚至朝臣也累累提及，《说学丛稿》"三皇祭礼序"提到："三圣人之功之德，含齿戴发者皆所当尊而事之，岂独医家所得专之耶？由元贞以来，臣僚间尝以为言，有司漫不之省。"对此，现代有学者认为这是元朝统治者刻意为之，将汉民族的共同祖先"三皇"降到了"医家之祖"的行业神地位，抹去了三皇祭祖的民族意义，从而淡化汉人的民族意识，起到弱化民族斗争的作用。这一见解不无道理。例如元政府后来在三皇庙配祀问题上的态度就值得体味。《增城三皇庙记》载，自唐朝设三皇庙以来，配祀的勾芒、祝融、风后、力牧等都是黄帝手下大臣，大德三年（1299年），太常言三皇开天建极，创物垂范，为万世帝王传道之首。今太医院请以黄帝臣俞跗、桐君、鬼臾区、岐伯之属十大名医，视孔子十哲配享庙廷。是欲以三皇为医家专门之祖，非礼经，宜从唐制。中书下礼部议，议如太常。可见当时并未以三皇为医家专门之祖，不同意以名医配祖。但到了至大元年（1308年）就改变了态度："至大元年中书又以湖广行省言，如太医院所请配享事下礼部议，请以十名医视孔庙诸大儒列祀两庑，遂著为令。"对此，一些文人相当失望，如许有壬云：

"至大间湖广省请名医配享坐次，礼部议：视大儒从祀，列置两庑。岂一时不考大德之议而许之耶？岂以《素问》称黄帝、《本草》称神农，而亨（烹）庖始庖羲耶？而天下遂为定制矣！"

这种三皇庙医学制度一直实行到元末，明朝时废除了这种办学形式。

但是，从医学传承的角度看，这一制度是有利的。首先，以三皇为医祖当然是提高了业医者的地位。其次，与庙祭合一有助于"医学"的设置和维持。在重视礼仪祭祖的传统社会里，地方官修庙行祭常是为政要务之一。在地方文献中可以见到，由于对三皇的敬重，许多原无三皇庙的地方纷纷建庙，原有庙宇破旧的则得以修葺，这就保证了"医学"的必要场地，凡郡制为医建学，因于三皇氏之宫，而师生讲肄则有堂有斋。有的规模还相当可观，如洋州三皇庙："又创楼曰拱圣，度藏颁赐圣济总录等书，大门讲堂庖舍惠民局计十余楹。"另外，有的地方"医学"还有学田，如福州路医学，"取闽县民田没入于官者二百六十亩奇，隶话学官"；行州医学，"割官沙田为亩若于以奉时祭"；吉安路，"有民邓明远请以其所得赏田之半归请医学，以备用"。如不是因与庙祭有关，是很难如此的，而一年重大的祭祀不过春秋两次，平时学田的收入均可供医学校所用。最后，医学校设于三皇庙还有助于管理。因为以祭祖的名义召集医学学生及医人定期聚集讲学，有更大的号召力。如沂州三皇庙破败，官员孙天正迁县衙门于他处，在旧衙上重建三皇庙，有"落成之日，士庶啧啧聚观，始利前日之迁矣。阖州咸喜孙候勇于善而恪于奉神，遂不远数百里走其从事"的记载。

综上，元朝将"医学"设于三皇庙，虽然招致儒者非议，但太医院仍然多方推动，使之成为定制，对于医学传承起到了客观地推动作用。

(三)"医学"的科目

"医学"设于三皇庙，其职责是"训诲后进医生"，但在实行过程中并非尽如人意。大德九年（1305年），平阳路泽州知州王祐上奏言：

今各路虽有医学，亦系有名无实。参详莫若今后督责各处有司，广设学校，为医师者命一通晓经书良医主之，集后进医生讲习《素问》《难经》、仲景、叔和《脉诀》之类，然亦须通四书，务要精通，不精通者禁治不得行医。吏员命明师主之，各处首领官公务毕，率习司吏贴书人等讲习经史，先自小学、文公四书及典章案式算术之类，须要精通。各处长官时常提调，严加训教，务要成材，以备试验擢用，亦以廉访司每处行诸学考试，若有敦劝怠惰去处，将提调官员责罚，使有成，实为官民便益。

王祐提出了医学校"有名无实"的问题，但要求严加管理时却提出加强四书、案式等医学外的课程学习，这一点遭到太医院的反对。太医院指出：

照得中统三年（1262 年）九月，内钦差圣旨：节该随路设立医学，钦此。除钦依外，今据王祐所言，医学有名无实。本学议得各处设立医学积有年矣，其间累蒙太医院定立选举、教官格例，讲究取人教养之法，已有成规。盖是教官及提调官不能举行，以致怠情。又检会至元二十二年（1285 年）钦奉圣旨：即该举办公事行者，钦此。当时都省令太医院讲究到程试太医，合设科目一十三科，合为十科，各有所治经书篇卷方论条目。今欲后本进德之门，凡文武医卜，俱当习而知之，何止医者而已。且为医之必须通晓天地运气、本草药性，运气则必当洞晓易道之玄微，药性则博通《毛诗》《尔雅》之名物；又医者论病以及因原，诊以知证，凡《尚书》《春秋》、三礼等书，固当通晓，若然则岂独四书？诸子、史俱当讲明。然此儒者考试之法，其明经之科，凡入举场，必须专治一大经，兼课《论》《孟》小义各一，亦不能备责他书兼试，况业医者艺不精明，不能为上工；业不专科，则不能入妙。拟合遵依已定程式为考试之法，所据不精本科经书，禁治不得行医。相应今将程试科目各习经书开具，申乞照详本司参详，如准所拟，实为相应。

这里太医院以儒学考试的明经科亦不过通一大经为例，指出医学教育关键在于掌握专业知识，反驳了"不精通四书不得行医"的观点。这大概算是当时医学教育中应该政治为主还是业务为主的一次观念之争，当然前者也包含有提高医生整体素质的愿望。结果，太医院针锋相对提出的"不精本科经书，禁治不得行医"的观点被采纳，并重新颁布可称是当时医学教育大纲的"程试科目各习经书"目录。

这一大纲其实早在至元二十二年（1285 年）已经制定，当年二月的一份文件还曾提到："节该医学教授见教生员，照依每年降去一十三科题目，令医生每月习课医义一道。"但是由于"教官及提调官不能举行，以致怠情"，使之未得到真正落实。

（四）"医学"的课业及考试

1. 医学教授的考试选用

医学教授属于官员，大都路医学教授为正九品，其余各路医学教授为从九品，均由政府提供俸禄，而且有的地方医学教授有俸禄还在儒学之前。从品级上，儒学教授比医学教授是高两级的，但医学教授薪俸统一由所在地方支付，而儒学教授原是由庙学学田支薪，南方儒学均有学田，能正常支出，北方儒学多无学田，故不能保证，于是到至元二十九年（1292 年）统一由政府支出。

元朝对医学教授的选拔相当严格，要求：

诸教授皆从太医院定拟，而各路主善亦拟同教授皆从九品。

至元二十二年（1285年）明确规定了选拔程序：

自今后并保到教授，或补填名缺教授，许令本路总管府并管，医人提举司令众选保，委的学问赅博，医业精通，众医推服，堪充师范之人，具籍贯、姓名、年甲、角色，仍令保定教授亲笔书写医愈何人、病患、脉证、治法三道，连申尚医监，又行体覆，试验考较优劣，委的相应，准保施行。

可见医学教授任职要经三道程序：先是同行推举，然后获选者提供既往治验资料，送交太医院（当时称尚医监），由太医院进行考试，确实合格者才任职。

已任教授之后，仍然要定期考试，至元二十二年（1285年）规定：

教授人员见教生徒，照依每年降去一十三科题目，……试问本学教授题目三道，……另置簿策，同本学生员、医人各簿，年终申覆，一就考较优劣，以见教授能否，有无称职也。

太医院所降的一十三科题目，每年一次，实际相当于每年进行一次全国统一考试，要求必须依题而答。元贞二年（1296年）对此作了强调：

今切见各处教授、学正、学录、教谕人等连到所业文字，不依官降题目，或远行旧题，或自意立题，不合格法，往往赴院求进以致泛滥不一。今后拟合令教授学正学录教谕人等，须要于三年已里官降题目内，教授作医义三道，治法一道；学正课医义三道，治法一道，亲笔真谨书写，保申到院考校。文理相应，治法允当，若例应升补教授人员，依上本覆相应至日定夺外，据学正人员量材擢用。如不系官降题目，及虽系官降题目，若经三年之外者，别无定夺。仰照验施行。

这里说医学教授要在近三年所颁布的题目之内完成"医义三道，治法一道"，经考校才能按成绩参加晋升。这一年还曾处理了一个考试作弊的医官，并进一步完善了教授任职的程序：

元贞二年（1296年），江西行省准中书省咨御史台呈监察御史，察知李克让不通医药，用钱营干太医院剳付充单州学正，次于济宁路韩教授处抄到医义，太医院拟充嘉兴路教授，未曾祗受。正犯人李克让钦奉圣旨，一百个罪囚疏放了，当今后合令太医院定夺敬试医官体例，相应得此，送吏部行移太医院。议得李克让不叙外处。各处应保太医学教授，今后令本处医学教授于官降题目内出题，令本人亲笔课义三道，治法一道，先行考试，相应中呈本路总府行移本道肃政廉访司体覆，与所保相同，至日申覆到院，送诸路医学提举司又行考较，文理皆通，治法相应，依例定夺，庶革前弊，都省准拟咨请依上施行。

即选保出任教授时增加了一道程序，要在本路先进行一次考试，并经肃政廉访司监督无差，才选送太医院诸路医学提举司考试录用。值得一提的是，元代各道所设的肃政廉访司，本是针对各地官员的监察机构，由于医学教授也在监察范围之内，所以变成兼有督学的性质，这有助于保证医学教育的实行。

2. 医学生的管理和考试

医学学校的学生有两个来源，一是医户子弟，二是自愿学医者。至元二十二年（1285年）的文件提到："附籍医户并应有开张药铺、行医货药之家子孙弟侄，选拣堪中一名赴学；若有良家子弟，才性可以教诲，愿就学者听处医学生员。"其学习内容，即以太医院所颁发十三科书目为范围。其学习考试方法，中统三年设立医学时已明确为"每月试以疑难，以所对优劣量加惩劝"。后来太医院形成每年颁布十三科题目制度后，就基本围绕题目进行。《元典章》记载："太医院照得诸路医学提举司年例，具呈到大方脉杂医等一十三科周岁月会疑兰（难）医义题目一百二十道，已经行下各路医学教授，令后进生员照依程试眼法、经义体制课习，比及年终置簿申院。"又说："令医生每月习课医义一道，年终置簿考较优劣，有无成绩。"可知这些题目每年13科共有120道，学生根据所属专科每月做一道，然后年终总计优劣，评定成绩。

不过，元朝医学校似乎没有明确的学习期限，学生考试也没有明确的目标方向。中统三年（1262年）医学成立的诏旨中说："医学生员拟免本身检医差占等杂役，将来进学成就，别行定夺。"到至元二十二年也只是说："拟将见教医学生员籍贯姓名，攻习是何科目经书，有无习课医义，开申尚医监，以备擢用。"至于如何擢用，并无说明。如果是选任为医官的话，从前述医学教授选拔的严格程序来看，这些年轻的医学学生极少有机会，即使是任学正、学录、教谕等职，也为数有限，不可能作为多数医学生的出路。由于医学生员多数来自医户，估计大多将回家继续承袭医业。从这个角度看，元朝医学校确实是培训民间医生的场所，不像宋朝培育出一个脱离大众的医官阶层。

3. 考题情况

元朝的医学生考试内容已见前述十三科，但考题只说每月课义一道，具体形式如何则无详细记载。医官考试的题目，则提到有医义、治法两种题型。《元典章》中保存了当时三道对医学教授的考试题，题目前说："已设医学去处，教授人员见教生徒，照依每年降去一十三科题目，令医生每月习课医义一道，年终置簿申覆尚医监考较优劣，有无成绩外，试问本学教授题目三道。"说明这三道题与学生所考题目不同，是另外颁发的。这三道全是病例分析题，形式上与宋代的"假令"题类似，综合程度较高。不知这就是前述的"治法"题，还是"假令"题。试题如下：

假令有人病头疼，身体拘急，恶寒无汗，寒多热少，面色惨而不舒，腰脊疼痛，手足指末微厥，不烦躁，其脉浮而紧涩者，名为何证，何法治之？

假令有人病身体热，头疼恶风，热多寒少，其面光而不惨，烦躁，手足不冷，其脉浮而缓者，名为何证，何法治之？

假如春夏月，有人病自汗，恶寒身热而渴，其脉微弱者，名为何证，何法治之？

教授完成这些题目后，"另置簿策，同本学生生员、医人各簿，年终申覆，一就考较优劣，以见教授能否，有无称职也"。

（五）医户的管理和考试

1. 元朝医户概况

元朝人口管理的一个重要特点是分行业编籍，其目的是便于应派各类差役。其中，民间业医者被隶属医户，有义务以医服役，而且必须世袭。这一制度含有强制性地保持基层医人数目，以供应用的用意。有关元朝医户的情况，正史所载不多，但在元朝地方志中则保存有不少资料，例如有些地方的人口数据中单独列出了医户的数量。元朝曾有多次大规模的人口统计，其中一份文件提到：

又医人户，计议行除先收拾到医户内有名字，并节续赴上承应医户作医户攒报外，据其余各年续收医户，拟合于民广项下攒报。省府相度至元二十七年（1290年）抄数，籍定儒医户计，拟合钦依除免杂泛差役外，据续收户计别无定夺，合下仰照验施行。

据此可知，至元二十七年统计户口时已开始将医户、儒户单列，可能由于两者均免役，单列有助于政府管理。

2. 医户的管理

元朝医户制度，是将所有行医人等编为医户，然后要求医户子弟世代承袭，不得逃籍。这其实是一种简单、落后的人口管理模式，但因元朝战争频繁，对医生有大量的需求，实行医户制度，暂且不管其子弟医学水平如何，起码可以保证有稳定的供应军役的医生人数。

医户必须保证有"户头"从医，而后代即使有不学医的，分了家也仍归太医院管辖，以免减少医人数目，有可能必要时还要重新履行学医的义务。另外，从军役有功免役的，只许本人与妻儿一同免役，户内其他兄弟不能免役。这都是为了保证医户应役人数的办法。不过，这里所提到的医户应役，主要是应军医、狱医等与行医有关的差役，一般的工役是豁免的。《庙学典礼》中至元三十年（1293年）的一份文件中提到"行省欲令水马站户、医、儒等户与民一例当差""蒙宪司及医、儒提举司申明，乃获除免"。医户由太医院统一管理，又称官医，为此太医院下设官医提举司系统。《元史·百官志四》载：

医学提举司，秩从五品。……掌医户差役、词讼。至元二十五年置。大都、保定、彰德、东平四路，设提举、同提举、副提举各一员。河间、大名、晋宁、大同、济宁、广平、冀宁、济南、辽阳、兴和十路，设提举、副提举各一员。卫辉、怀庆、大宁，设提举一员。

但《元史·百官志七》又载：

官医提举司，秩从六品，提举一员，同提举一员，副提举一员，掌医户差役词讼。至元二十五年置。河南、江浙、江西、湖广、陕西五省各立一司，馀省并无。

这两处所载官品不一，参照《元典章》卷七《吏部一职品·内外文武职品》，应以从五品为是。

据《元史》云，官医提举司的设置，在北方设在大都、保定至大宁等十七路，具体职位数目则随路的上、中、下级别而有异；在南方则设于河南、江浙、江西、湖广、陕西五个行省，而行省下的路则应设有低级别的提领所，这在不少地方史料均有反映。如《至大金陵新志》云："官医提领所有印，提领受太医院劄付。"《至顺镇江志》云："官医提领二员（提领一，副提领一，缺），三县官医管勾各一员（缺）。"另外，官医提举司还要负责各地药材的进贡验收。成宗大德八年（1304年），太医院官员奏报："各处乡贡药物，自大德元年至今，每岁照依出产地面科取，除已纳外，有全然拖欠不行送纳数目，亦有令人顺带前来，不堪支用，以致急缺，深为未便。今将各处排年未纳药物开坐前去，请催贡事。"中书省礼部的官员认为："急缺药味，官司已行和买应副。"如果催纳积年所欠药物，必将增加百姓的负担，因此决定将以往各地拖欠的贡纳药物尽行革去，并规定"今后如遇有科坐急缺药味，须要本处官司趁时收采新鲜精粹药物，令官医提举司辨验无伪，打角差官赴院贡纳"。由于管理的事务较多，各地官医提举司一度出现滥设管理人员的情况。大德二年（1298年）十月，行御史台据岭北湖南道廉访司申"随处医官多设管勾人等"，移准御史台咨呈，奉中书省劄付，送吏部移准太医院关该。拟到必须设立管勾人员外，其余医司、医正人等之类依准廉访司所拟截日罢去。相应都省准拟合下仰依上施行。但在裁减冗官方面，仍然是南北区别对待，北方各路不减，南方行省的提举司则要裁减。

3. 医户的考试

元朝平定天下之后，医户制度并未更改，并在维持医户人数的基础上，进而注意提高医户医学水平。各地"医学"之设，目的之一就是培训医户子弟，督促其认真学医。此外，对已经业医的医户医生，太医院也将他们纳入培训计划中来。至元二十二年（1285年）规定：

各路并州县除医学生员外，应有系隶籍医户及但有行医之家，皆是医业为生，拟合依上，每月朔望去本处官，聚集三皇庙，圣前焚香，各设所行科业，治过病人、讲究受病根因、时月运气、用过药饵是否合宜，仍仰各人自写曾医愈何人，病患、治法、药方，具呈本路教授……考较优劣，备申擢用，以革假医之弊。

可见，元朝政府对医户的这些管理和考评措施，带有培训交流和继续教育的性质，在当时这种思维方式是非常难得的。首先是强制性学术交流。古代医生对医术大多秘不外传，忌讳交流研讨，医户这种世袭相传的家庭，更不可能主动与同行交流学术。元朝政府便以行政命令的形式要求医人聚集，互讲所学，以期共同提高水平。使其成为医户必须履行的应役义务。其次是考评。医人除了交流，还要写下治验病历，交由医学教授评改，考较优劣。优秀者当然在将来保选医学教授、学正、学录等医官时得以优先。此举相当于现代继续教育学分的积累，作为激励方式，使这些世袭医户更乐于接受。

（六）延祐三年的太医科举

1. 医学科举的设立

元朝建立了庞大的帝国，是以武力获取天下，但很快认识到重用文人的必要。开国以来不断征召儒人，尊孔建学，并试图恢复科举考试。早在太宗窝阔台时期，就从耶律楚材之议，准备开科取士，并于丁酉年（1237年）下诏设经义、辞赋、论三科进行考试。但其令一出，即遭到蒙古贵族的反对。因为这可能导致大批儒人脱离驱口奴籍，并且减免赋税，这必然触犯贵族权益，结果科举之令未能实行。世祖忽必烈即位之后，仍然不断有大臣建议恢复科举考试，得到元世祖赞同，并称赞科举为"良法"，允准试行，先后在至元四年（1267年）指定中书左三部与翰林学士议立程式，至元二十一年（1284年）命许衡议定学校科举新法。但科举之制虽立，而且"科举事，世祖、裕宗累尝命行，成宗、武宗寻亦有旨……"，但直到仁宗朝之前，科举制度仍然没有建立。

皇庆二年（1313年）十一月，元仁宗颁诏正式开设科举考试制度，并命中书省"参酌古今，定其条制"。次年八月，天下郡县在各地举行乡试。延祐二年（1315年）二月会试京师，这是元代建国后正式举行的第一次科举考试。仁宗创建科举考试制度以后，每三年一次开试，至元统元年（1333年）共举行过7榜考试，便告废止。其原因仍然是遭到蒙古、色目贵族的阻挠。后来再次设置科举，是在元顺帝至正二年（1342年），又举行了8榜考试，到元朝灭亡前夕的至正二十六年（1366年）才终止。

虽然元朝科举制度时断时续，但当中曾出现过医学科举。早在元世祖时，大臣建议设科举时就提到医学也设科举，《元史》载：

（至元）二十一年（1284年）九月，丞相火鲁火孙与留梦炎等言，十一月中书省臣奏，皆以为天下习儒者少，而由刀笔吏得官者多。帝曰：将若之何？对曰：惟贡举取士为便。凡蒙古之士及儒吏、阴阳、医术，皆令试举，则用心为学矣。

是年世祖命议定学校科举法，前述太医院的十三科分科及课习书目就是在此时制定，为医学科举做准备，只是未能实行。到仁宗时，随着儒学科举的开设，医学的考试也开始提上议事日程。

2. 医学科举的内容

延祐三年（1316年）三月二十六日，中书省颁布由太医院拟定的文件，设立医学科举制度。科举的目的是选拔医官，即所有太医、提举、医学教授的选拔都从中产生。是年正式颁定了医学科举制度，主要内容如下：

（1）三年一试　《元典章》载："科举依着先奏的圣旨，三年一遍，依旧例呵。"所谓依旧例是指依一般科举之例。

（2）实行乡试、会试二级考试制　从延祐三年（1316 年）秋开始，各路进行乡试，拟于延祐四年秋入京会试。

（3）应试人员　"赴试人员从路、府、州、县医户并请色内，选举三十以（上），医明行修，孝友信义，著于乡间，为众所称，保结贡试。"应举人员从医户中保选，而不是由医学学校的学生直接参加。

（4）应试限额　乡试不限员数，教各科目通取一百人，赴都会试，取中的约三十人。

（5）应试内容　《元典章》云："所课医义照依至元十一年例量减二道。"（这里的至元十一年疑为二十一年，即 1284 年。这一年前后太医院始立定程式、颁布题目）可知考试仍以太医院历年颁发的题目为主要课习内容。

（6）考试及考题　医举科举分两场，第一场本经义一道，治法一道；第二场本经义一道，药性一道，不限字数，候有成效，别议添设。这里表明考试初期仍处在探索阶段，准备以后完善。

（7）试中授官　《元典章》云："于试中三十人内，第一甲充太医，二甲副提举，三甲教授。"教授最低已是从九品官员，所以科举试中可谓一步登天，比之医户的待遇自然大不相同。

这一医学科举制度实施的成效如何，后来史料未见有记载，当时正值仁宗在全国推行科举，医学科举应该是得以实行，至于实行的时间长短，不得而知。元统元年（1333 年）废科举之时，医学科举可能亦随之废除。

此前，北宋徽宗时期虽曾将医学纳入太学系统，也形成了与科举相似的各地升贡制度和殿试制度，但当时的政策是废科举，从学校取士，所以不能称之为医学科举。元代医学正式有科举之名，并基本遵照当时的科举制度施行，这在历史上是第一次。

（七）元朝医学教育与考试的特点

1. 行政机构

在历代医官制度中，元朝是最高的。太医院使品秩最高曾达二品，掌管医学教育与考试的医学提举司也是从五品。另外，医学科举的专门设立，在科举史上也是首创。可见，蒙古民族重视医学教育。但是，当时蒙元政权仍然残存着落后的奴隶制形式的制度，不同行业的手工业者被编成不同户籍，世代服役，这是不利于社会和生产力的发展的。与地位高崇的医官相比，被编成医户的众多普通医生缺乏自由，地位低微，如中统三年（1262 年）的圣旨云："若有诸投下、官员人等于本路医人处收买药物，依理给价，无得抑勒取要。"不难看出，这些医户被勒索已是常事，竟然惊动朝廷，这也是不利于医学教育发展的因素之一。

2. 严考医官

元朝的医学校带有普及的性质，在学生管理方面，学生除要定期就学，按月完成题目，年终参加总评外，未见有过错处罚等规定。相反地，对医学教授、医学提举等医官则有严格的考核措施。这些制度，无疑有助于促进各地医学校认真办学。

3. 禁庸医，重考试

元朝医政管理的一大特点是非常重视医生的质量，文献中屡屡可以见到禁止庸医、假医这样的提法。

政府禁庸医、假医，使这一类人物常在文学上以反面角色出现，如关汉卿名剧《感天动地窦娥冤》中就有一个赛卢医，自称"行医有斟酌，下药依本草，死的医不活，活的医不死"，还称"小子太医出身，也不知医死多少人，何尝怕人告发"。还有一出《降桑椹蔡顺奉母》杂剧，其中有两位医生，有"指上不明，医经不通""活的较少，死者较多""他有一分病，俺说做十分病，有十分病，说做百分病。到那里胡乱针灸，与他服药吃。若是好了，俺两个多多的问他要东西钱钞，猛可里死了，背着药包，望外就跑"等描述。此类形象的塑造，折射出现实生活，反映了庸医在当时社会侥幸行医的真实状况。

4. 最早的执业医生资格考试制度

中国自周朝有医师制度以来，虽有考试选拔医官之举，却从来未对民间医生开业行医有任何限制。确实有许多对医术一知半解的江湖医生到处游方卖药，也有不少挂牌行医者水平低下。

对他们的管理虽然有一些针对性的法律条文，但都是出事后才追究责任，而元代则广泛实行医学考试，并且最早提出要以考试来决定行医资格。《元史·选举志》载：

凡随朝太医，院医官子弟，及路府州县学官，并须试验。其各处名医所述医经文字，悉从考核，其诸药所产性味真伪，悉从辨验。

大德九年（1305 年）太医院提出："遵依已定程试（式）为考试之法，所据不精本科经书，禁治不得行医。"甚至连已任职的医官也不能免，如延祐三年（1316 年）说："试不中的提领内，斟酌定夺，止管医户，不得行医。"这些内容甚至被写入当时法律之中，《元史·刑法志》记载：

诸有毒之药，非医人辄相买卖，致伤人命者，买者卖者皆处死。不曾伤人者，各杖六十七，仍追至元钞一百两，与告人充赏。不通医术，制合伪药，于市井货卖者，禁之。诸各路医学大小生员，不令坐斋肄业，有名无实，及在学而训诲无法，课讲卤莽，苟应故事者，教授、正、录、提调官罚俸有差。诸医人于十三科内不能精通一科者，不得行医。太医院不精加考试，辄以私妄举充随朝太医及内外郡县医官，内外郡县医学不依法考试，辄纵人行医者，并从监察御史廉访司察之。

至大四年（1311 年）仁宗初即位，便于七月下诏明确提出："禁医人非选试及著籍者，毋行医药。"元朝这些制度，应该是中国医学史上最早的接近于医生执业资格考试的记载。而且，元朝实行的医户编籍制度，可以使政府基本掌握业医人户情况；各地普遍设立医学校，学习太医院颁发的题目，使考试有较为统一的标准；各地医学带有强制性质的要求医人入学和考试，又使行医者是否通过考试有案可查。这些措施保证了医生必须经过考试才能够行医，在中国古代医学教育和医学考试史上，其作用是非常重要的。

六、结论

医学官学教育在北宋时期达到顶峰；南宋时期虽偏安杭州，国运维艰，但仍复置太医局，进行医学教育，开展医学考试；金元时期与宋朝相比，医学官学教育变化不大。在私学传承方面，宋朝时期藏书的增加与流通、雕版印刷的兴盛，为医学文化的传播起到了促进作用；金元时期较为突出的成就是医学流派的形成，不同学派的医家因学术主张不同而形成的学术争鸣，为活跃学术氛围、丰富医学内容、促进医学传播与发展，起到了推动作用。

第五章

明朝时期的
医学传承

　　自太祖洪武元年建国，到明思宗崇祯时明亡，历经 16 帝，统治中国达 276 年。明初历经洪武之治、永乐盛世、仁宣之治等治世，政治清明、国力强盛。1449 年经土木堡之变由盛转衰，后经弘治中兴、万历中兴国势复振。晚明因政治腐败、东林党争和天灾外患导致国力衰退，爆发农民起义。1644 年清兵入主中原（其间 1636 年改国号为清），开始了清朝的统治。

一、明朝时期的教育概况

　　明朝时期以程朱理学为正统思想，大力提倡理学。明王朝在当时的条件下，举办中央和地方的学校、科举。明朝的学校，中央有国学，地方有府州县学。国学初名国子学，后改国子监，学生通名监生。统治阶级为了维护封建专制统治，推崇程朱理学，采用八股取士，实行思想文化专制，从学校的设置，到教育教学内容、教师学生的管理，都充斥着浓郁的封建专制色彩。书院的官学化，就是文化专制在学校教育中的一种体现。

二、明朝时期的医学发展与传承

　　明朝初期，政府采取了一系列的措施来发展社会生产力，促进了经济发展。中期以后，随着商品经济的发展，出现了资本主义的萌芽，尤其是南方形成了一批行业集中的工商业城镇，如汉口镇的商业、景德镇的烧瓷业等。尤其是造纸业和印刷术的进步，为医书的大量刊刻，尤其是大型医书的印刷创造了条件。随着明末一批中医总结性著作的产生，中医学达到鼎盛阶段，也为中医学的传承奠定了坚实的理论基础。

（一）临证各科的成就与医学传承

　　明朝在临证各科医学都出现许多成就，外科代表有：陈实功的《外科正宗》（1617 年），最早提到奶癣病名，以及粉瘤、发瘤与失荣，这是对颈部恶性肿瘤（包括原发性与转移性）最早的详细记载；沈之问撰著的《解围元薮》（1550 年），是最早的麻风病专书，他的祖父沈怡梅曾在福建、河北等地收集治疗麻风病秘方，父亲沈艾轩有所补充；陈司成撰著的《霉疮秘录》（1632 年）是较早的梅毒病专书。妇科代表王肯堂的《妇人大全良方》，集明以前妇产科之大成，收录历代 50 多位医家的相关成果，对后世具有一定影响。内科代表医学世家之后薛已（1488～1558 年），因受家族影响（其父薛铠擅医，曾任太医院院使），医学造诣较深，著述甚多，其中《内科摘要》是我国医学史上第一本以内科命名的医籍。儿科的重要著作有《保婴撮要》（1556 年），撰著者薛铠，后由其子薛已整理并增补刊行。薛己还著有《口齿类要》(1528年),是现存早期的一部简明扼要中医口齿科专书。眼科专著《原机启微》(1370年,又名《元机启微》),分上下两卷,上卷作者倪维德(1303~1377年);下卷为薛己增补。高武的《针灸聚英》和杨济时的《针灸大成》代表了明代针灸学成就。

在以上各科的成就中,不难看出,医学世家在医学传承中的有显著优势,薛己、沈之问等都是世家出身,尤其是薛己,在内科、儿科、齿科、眼科都有卓越的成就。

(二)本草学的成就与医学传承

王纶的《本草集要》(1492年)和陈嘉谟的《本草蒙筌》(1565年)是明朝前中期比较有影响的本草著作。《本草集要》是当时实用性本草的代表,《本草蒙筌》是一部重要的普及本草。明朝最重要的综合性本草当属李时珍的《本草纲目》,这部巨著共计192万字,历经27个寒暑,三易其稿,于明万历十八年(1590年)完成。它是我国古代最伟大的药学著作,该书集古代本草学之大成,分类科学、内容丰富,在世界科技史上占有重要地位。

在以上的本草著作中各有特点,《本草纲目》内容丰富;《本草集要》实用性更强;《本草蒙筌》采用韵语写成,朗朗上口,便于诵记和普及,更便于传承。

(三)方剂学的成就与医学传承

方剂中的"方"是指医方;"剂",古作齐,指调剂。"方剂"就是治病的药方。中国古代很早已使用单味药物治疗疾病。经过长期的医疗实践,又将几种药物配合起来,经过煎煮制成汤液,即是最早的方剂。方剂一般由君药、臣药、佐药、使药四部分组成。方剂是中医学体系的重要组成部分,也是中医学特色最鲜明的标志之一。但是,对方剂进行理论研究和总结,是自宋以后开始,至明清才昌盛的。

《普济方》刊于1406年,是由明太祖第五子周定王主持,教授滕硕、长史刘醇等人执笔汇编而成。《普济方》是中国历史上最大的方剂书籍,它载方竟达61739首。吴昆的《医方考》(1584年)是方剂学专著中具有开拓意义的著作,它上承成无己方论传统,下开明清方论专著先河,以讨论方解为主要内容。全书收方700余首。

方书的昌盛给医家提供更多清晰明了的组方规律和加减变化易于掌握的经方验方,不但增强了医家临床选方、用方的理性思维,而且推动了中医学的普及和深化。

(四)传染病研究的成就与医学传承

明朝时期经济的发展促进人口的集中,为疾病流行提供了可能。据文献统计,明朝 276 年中大疫流行 64 次之多。温病学就是在这种情况之下应运而生。明末吴有性是创立温病学说中做出杰出贡献的著名医家，他最大的贡献就是发现温疫病的致病原因，提出"戾气学说"这一伟大创见。

在传染病领域的又一项重大成果是人痘接种法，人痘接种法是预防天花的一种重要的免疫疗法。据 1727 年的《痘科金镜赋集解》中记载："又闻种痘法起于明朝隆庆（1567～1572 年）年间宁国府太平县，姓氏失考，得之异人丹家之传，由此蔓延天下，至今种花者，宁国人居多。"它的发明可以称为世界免疫学的先驱。

（五）经典医籍注释的成就与医学传承

明朝时期，儒学一统天下。儒学学风以尊经崇古为传统，影响到中医学，即徐大椿所说："儒者不能舍至圣之书求道，医者岂能外仲师之书以治疗？"因此，对《黄帝内经》《黄帝八十一难经》《伤寒论》《神农本草经》的注释与发挥成为当时医家的研究主流。如明朝马莳《素问注证发微》《灵枢注证发微》，是两书最早全注本，也是现存《黄帝内经·灵枢》最早的全注本；明朝方有执研究《伤寒论》别开生面，首倡重编整理之风；明末缪希雍《神农本草经疏》（1625 年），注重《神农本草经》等早期药学经典著作的理论阐释，开风气之先，形成了一个以《神农本草经》为药学研究基础的学派。

虽然尊经复古的思潮遏制了新思想的萌芽，但是在文献整理和研究方面，尤其是中医药学的传承方面，不论是从方法学上还是结果方面看都为后世中医药学的传承发展奠定了基础。

三、明朝时期的医学教育

明朝的学校教育虽然比较兴盛，但是医学传承与宋元相差无几。明朝的学校，中央有国学，地方有府州县学。国学初名国子学，后改国子监，学生通名监生。

（一）明朝时期的医学校制度

据《明史》记载，太医院除担负统治者的医疗任务外，也有培养医药人员的职责。《明史》卷七十四"太医院"条载："太医院掌医疗之法，……。凡医家子弟，择师而教之，三年五年，一试、再试、三试、乃黜陟之。"又据《大学衍义补·卷五》载："我祖宗内设太医院，外设府州县医学。医而以学为名，盖欲聚其人以教学，既成功而试之，然后授以一方卫生之任，由是进之以为国医。"

明朝的学校可分为两大类，即中央设立与地方设立。中央设立的学校有国子监、太学、宗学、武学、医学、阴阳学等。地方设立的学校有儒学、社学、武学、医学和阴阳学。其中，儒学包括府学、州学、县学、卫学；社学设立在儒学之下。

明朝对新征服的边境土司或新设州县的医学教育非常重视，在建立地方政权之初便做出规定，必须设立医学。洪武十七年（1384 年）规定地方医学兼管行政和医学教育，并设立府正科、州典科、县训科等学官专司此事。不难看出，明朝政府对地方医疗卫生及医学传承的重视程度。

（二）明朝时期的医学专业设置

根据《明史》卷七十四"太医院"条记载，明朝医学专业设置共十三科："凡医术十三科，医官医生医士专科肄业，曰大方脉、曰小方脉、曰妇人、曰疮疡、曰针灸、曰眼、曰口齿、曰接骨、曰伤寒、曰咽喉、曰金镞、曰按摩、曰祝由。"可见，其专业科目设置数量与元朝相同，但内容略异。根据当时对疾病的认识和治疗经验增设了伤寒、金镞、按摩三科，同时又去掉禁科、风科、杂医科三科。其中，伤寒科的独立设置，开历史之先河，为后世所延续。

（三）明朝时期的医学课程设置与教学内容

1. 课程设置

明朝医学校的课程与唐代相近，必修课中包括公共基础课和专业课。公共基础课是各科医生都要学习的《黄帝内经·素问》《黄帝八十一难经》《神农本草经》《脉诀》等经典医书。专业课则是根据临床不同的专业另加习的相关专业课程。

2. 教学内容

教学内容上看，除了学习经典文献，还有一些阐释性的书籍。因为上述古典文献晦涩难懂，一些医家便以当代语言撰写出阐释性读物，其内容简明扼要，通俗易懂，实用性强。

例如，明朝医家龚廷贤所著《药性歌括四百味》。书中载药四百味，每味药物下分原文、注释、语译、按语四个部分。全书以当代语言对每味药物的品种、来源、产地、药性、功能主治、临床应用、用法用量、使用注意事项等内容进行了全面阐释，适合于中医药工作者、医药院校广大师生及中医药爱好者阅读、参考。

再如，明朝医家虞抟所撰《医学正传》，其根据《黄帝内经·素问》《黄帝八十一难经》要旨，参以诸家学说，博收广集，旁通己意而成。书中阐述医学源流、授受、亢害承制、丹溪医说、四诊合参等内容，颇有见地。全收共八卷，内、外、妇、儿、口齿各科俱备。收载近百种病证，每病为一个门类，病下设论、脉法、方法几个项目，有理、有法、有方、有药、有按、有案。脉法取王叔和，伤寒宗张仲景，内伤宗李东垣，小儿尊钱乙。余病均以丹溪为主，摘选刘河间、李东垣等诸家医方、家传及个人历验效方附于后。本书是一部综合性临床参考书，对后世有一定影响。

此外，还有刘纯（字宗厚）所著《医经小学》，李梴编著的《医学入门》等。

虽然这两本书不是太医院规定使用的教材，但因其简明扼要，通俗易懂，便于记忆，而深受广大医生的喜爱，甚至将其作为医学教育启蒙读本。

（四）明朝时期的医学考试制度

明朝的医学考试可分为太医院考试和地方医学考试，两者与今天的医师执业考试类似。

1. 太医院医生的任用与考核

永乐年间（1403～1424年），朝廷诏令太医院选名医子弟读书备用。其后，明朝各个时期对选入太医院教授医学及学习医学者均有规定，学习年限与考试情况大致相同，但对毕业后任用及其待遇并不完全一致。如嘉靖六年（1527年）规定：考校医士，除艺业不通及老疾者俱遣回为民外，其壮年可进者，俱令教师教习，定与课程，一年四考，约有成材，由礼部会考，分别等第：一等送御药房供事（原系本房者，量授职事）；二等给冠带发回太医院办事（原俸例冠带者，与支杂职俸给）；三等照常当差。如良医大使有缺，于二等、三等内考送吏部铨补。嘉靖十二年（1533年）又规定：太医院医士医生，不分新旧，通令学本业，按季考试，每年终呈送礼部，委该司会同考校，验其有无进益，如无进益，根据情况予以惩罚，甚至停发月粮，对畏避逃考者也予以追究。学习三年满期后，由太医院医官出题考试，根据成绩分为三等：一等派至御药房供事；二等给予冠带；二等、三等派回太医院当差。

医生每年分四季考试，三年大考一次。学习的医丁与医户子弟同太医院的医生、医士一起参加大考。考试由堂上官一员，会同医官二员主持。如通晓学习的专科，经考试合格者，视其成绩，分别对待。一等的收充为医士，二等的收充为医生，食粮当差。没有通晓专科业务的，还可学习一年再参加考试。三次考试不及格的就要黜免，仍旧为民当差。如果五年考试成材的，由教师奏请，量加升授。即使已充任医士、医生的，也要继续学习专科，并参加考试。依照嘉靖二十八年（1549年）的规定：

一等，原来是医生的，与充医士；医士无冠带的，给予冠带；原在内殿供事支俸，并且是冠带医士的人，酌量升俸一级。倘若内殿缺人，太医院依照不同的专科，挨次呈报礼部，送入内殿供事。

二等，原系医生的，与充医士；医士无冠带的，给予冠带；但原在内殿供事的不准继续服役，只能在太医院当差。

三等，照旧，仍与二等在太医院工作。

四等，原有冠带的，不准冠带；支品级俸的，降俸一级；支杂职俸的，降充冠带医士；医士食粮七斗的，降充医生，住支月粮。以上这些考列四等的人，都准许学习半年，送礼部再考。如有进益，准许照旧支俸、食粮与冠带。如再不通，各降充医生，专门担任太医院锉研药物的工作。至于医籍纳银候缺吏目，必须经三年大考成绩列为一等的，方准通同各类医士一样遇缺考补。纳银冠带医士必须三年大考，方准挨次拨差，未经三年考过的，不准留在太医院。

对于临考不到的人，限半年内补考；如再行规避以及有起复、差回、病痊、销假一年以上不送考的，或服满、差满、患者给假各已限满、故意违反规定，一年以上不回太医院，企图逃避考试的，要听凭礼部参奏，给予一定的处理。

嘉靖二十八年（1549年）七月，礼部因内殿供事医士有人不由本部考选，夤缘收用，且旷职私回原籍，规定今后本部年终通将院医士、医生严加考试，分为三等。一等者留候圣济殿缺人送入供事，其余悉遵旧制，仍令太医院堂上官协心铃束，官医不许违旷职业，其有逃回或患病日久不能供役者，呈报查处。

2. 地方医学考试

由于明朝太医院中的医学教育主要是为本院培养医生，所以，全国各地所需医生均通过地方医学教育来解决。明朝历届政府对发展地方医学教育较为重视。洪武十七年（1384年）政府便规定：府、州、县均设立医学，府设正科一人（从九品），州设典科一人，县设训科一人。洪武三十五年（1402年）十二月，成祖即位后仍遵旧制设全国郡县医学。明朝自太祖、成祖确立重点发展地方医学教育的方针以来，整个明朝都相沿不改，从而使明朝在地方医学教育方面做出了比其他朝代都突出的贡献。

对各地医学考试，明朝也有规定。孝宗弘治五年："命选医家子弟推堪任教师者二、三人教之，每季考试。三年或五年，堂上官一员同医官二员，试其通晓本科者收充医士。未通晓者，许习学一年再试，三试不中者，黜之。"正德年间，提督学政广东等处提刑按察司副使魏校责成所辖区："各属长吏，具体天地好生之德，择通明医术者，集数医教之，各专一科，候按临考试，有疾病者，分使治之，视其功效，以行赏罚。医术未通者，仍禁毋得行医。"万历时吕坤等人呼吁振兴医学，并对民间医生考试选拔办法做出详尽的陈述，提出作为医生必须精通一部医书：

医生各认读医书一部，掌印官量其资质，限一月之数，自某处起至某处止，责令医官每日背诵，除医方分两不能全记外，其议论脉法，方下病症，各须成诵，每一月掌印官或委佐贰官唤至堂上，制背一次，惰者量责三、五板，勤者量赏谷三、二斗。

已经批准行医的医生，也要有定期的考试：

下令四境行医人等，不分男妇，俱委佐贰会同医官考试，各认方科，分为三等。上等堪以教习，授读医书；中等不通文理，令记单方；下等止许熬膏卖生，不许行医。

其考试办法：

凡在医学者，置签堂上，掌印官（或暂委佐贰首领），各限以书（随其所习），每月拘背一次，验其生熟，问其义理，精熟者，本生量赏医官同赏生。疏者，量责医官纪过，一年之外，验其稍通者。

医生考试还应与制作医案相结合：

每医生给医案一本，令病家亲自填写，是何症状，用何药治好。每四季掌印官查验医案，治好人在三十以上者，赏谷一石，百人以上者，终身免丁，三百人以上者，准送牌匾。

明朝地方政府设医官管理医务，府，正科，从九品；州，典科；县，训科。设官不给禄。各府州县之医士或医官俱由太医院考选。其征至京者，礼部会同考试，高等人御药房，次入太医院，下者遣还。浦城医学训科员潘瑞迁尝旁通医经脉诀，著"活人"之誉，于是荐之于朝迁。未几，迁瑞就试医院中式，诣铨曹补前职。

（五）明朝的世医制度

世医制度源于元朝的户籍管理办法，元朝统治者将人分为十等，依次为：官、吏、僧、道、医、工、猎、匠、儒、丐。明朝统治者为加强统治，继承了元代户籍管理的经验，制订了一套更加严格的分行分户、子袭父业的行户世袭制度，从而形成了明朝的世医制度。

明朝世医制度的主要内容：

一是实行严格的户籍管理办法。明朝统治者制订了一套严格的行户世袭制度，并登记造册，定期查报。《大明会典》载："国初核实天下户口，具有定籍，令民各务所业。"

二是特别强化了对医药等"艺术之人"的管理，除户部按户籍管理的要求对他们登记造册外，礼部还要"务必备知，以凭取用"。

三是规定了妄行叛籍的刑处办法。《大明会典》记载："凡军、民、医、匠、阴阳诸色户，许各以原报抄籍为定，不许妄行变乱，违者治罪，仍从原籍。"《大明会典》还记载："凡军民驿灶医卜工乐诸色人户，并以籍为定。若诈冒脱免，避重就轻者，杖八十，其官司妄准脱免，及变乱叛籍者，罪同。"

四是作为官方最高医学机构的太医院，选拔医学生主要从登记造册的医户子弟中挑选。《明会要》记载："凡医家子弟，旧例，选入本院教习医术。弘治五年，奏复行之。……凡医士俱以父祖世业代补。"

五是医户无嫡派子孙，或不堪补用，可在亲枝弟侄中选拔一名有前途的补任。

六是设定了医户除户的条件。如嘉靖四十三年礼部奏请："其是在子弟及寄籍候补医丁，有父祖收充年月世次可凭者，悉听本部委官教习，仍按月按季考试，一次不到者量责，二次除名，三次除户。"太医院医官医士"如私逃及违限，径行除籍"。凡此种种，构成了一个比较完整的医户世袭的管理制度和办法。

这种世医制度，从医学发展角度看，一方面稳定了医生队伍，并促进了医疗经验的继承和总结提高，推动了学术门派的产生，造就了一批著名的家传世医。但在另一方面，世医制度也在一定程度上制约了医药创新，阻碍了医学的发展。尤其是明朝还规定，官民精通医术的，可以通过捐纳银两或马匹送吏部免考，甚至可获吏目等名色，补官也特别优待。这样，医生只要有钱捐纳，根本不用钻研医术。这种制度成为阻碍医学传承的重要因素。

明朝医生待遇在历史上处于一种偏低的状况。太医院的长官太医院令（后称院使）仅为正五品，远低于元代的正二品，医官旧例月米二石，弘治间会照医士例，减为七斗。在永乐以前，在太医院任职的一般医士只是例免原籍民差，而没有月俸。永乐时始比照天文生例，有家的医士月支五斗米，无家者三斗。成化十年稍有增加，医士有家小的，月支米七斗，无家小者五斗；医生有家小者四斗，无家小者三斗。因此，医士医生们常因生活困苦而私逃，产生了明朝所特有的医生私逃隐匿现象。如宣德五年（1430年）七月，太医院院判韩叙奏：医士逃逸及医丁忧虑服役不起者七百余人，屡催皆不至。因此要求诸州县长官协助，寻找逃逸医士。为了遏制这种现象，对于一些私逃者往往给予处罚。

如嘉靖二十八年七月丁亥记载："礼部尚书徐皆参奏，内殿供事医士吴梦龙等……旷违职役，私回原籍，请讲究。……得旨，梦龙等悉革役为民。"同时民间的许多普通医户也与乐工、厨师、班匠一样，常常衣食不得温饱。因此，大大降低了医药行业的吸引力，常有医户逃户现象，或于造册时贿赂官员改籍。

（六）明朝时期的医学著述与学术团体

1. 医学著述

在中医学的传承中，文字资料起着重要的桥梁作用。明朝时期，随着儒医的增多，愿意将临床经验总结成书的世医数量较前代有所增加。此时，商品经济的发展、印刷术的进步以及著书立说的社会风气，助推了医学著述的问世。其种类异常丰富，包括大型类书、全书、丛书和综合性医书等。比如，嘉靖万历间名医徐春甫编集《古今医统大全》，是一部达140万字的综合性医学巨著。采录了明代中叶以前的历代医书及经史子集约390余部书中有关资料，分门别类，参以己见，是一部达140万字的综合性医学巨著。再如，明万历年间王肯堂编撰的《证治准绳》广涉各科疾病，是以临床治疗为主的医学丛书。书中每一病证先综述历代医家治验，再阐明作者见解。具有论述精辟，治法详备，切于实用。还有嘉靖年间张景岳的《景岳全书》，是一部全面而系统的临床参考书，内容涉及中医基础理论、诊断治法、临床各科、本草方剂等。

2. 学术团体

1568年（或稍前），徐春甫在北京建立的"一体堂宅仁医会"，是我国民间最早的学术团体。当时徐春甫"……集天下之医客都下者立成宅仁医会"，参加者都是各地的名医，人数最多时达 46 人。他们来自江苏、河北、湖北、四川、福建、安徽等地，其中安徽籍居多。医会的宗旨是探讨医药学术，要求会员深入研究《黄帝内经》《伤寒论》及四家学术奥秘，切磋提高医术，精益求精，讲求医德修养，深戒徇私谋利，会员之间真诚相待，批评帮助，团结互助。作为早期的医学学术团体组织，对于中医药学术理论和临床实践的传承发展，做出了极大贡献。

四、结论

明朝的医学传承，除了与前代相同的学校教育、世医制度之外，值得一提的是造纸业和印刷术的进步，为医书的大量刊刻，尤其是大型医书的印刷创造了条件。在中医学的传承中，文字资料起着重要的桥梁作用。明朝时期，随着儒医的增多，愿意将临床经验总结成书的医家数量较前代有所增加。在临证各科、本草学、方剂学、传染病学和经典医籍注释等方面，明朝医家都留下了诸多经典著作，为中医药学的传承奠定了坚实的理论基础。

第六章

清朝时期的医学传承

　　清朝的医学传承以鸦片战争为分界点，分成两个阶段：一是鸦片战争前的阶段简称清朝前期（1644～1840 年），此时的医学传承大体上承袭明朝的制度，创新不多；二是鸦片战争后（1840～1911 年），称之为晚清时期，此时的医学传承，由于清朝已经处于封建社会的没落时期，加之清政府的腐败，民族矛盾、阶级矛盾日渐尖锐，在医学传承上呈现出两极分化的状态：一方面，公办的医学教育弱化；另一方面民间的医学传承突显。

一、鸦片战争前清朝时期的医学发展与传承

　　清朝前期经过休养生息，出现了"康乾盛世"，社会生活稳定，经济繁荣。江南地区的经济发展较明代发展更为迅速，尤其是乾隆以后全国人口迅速增加，促进了人口的流动和城镇人口的集中。但是人口集中也易造成疾病流行，同时也为医学的需求和传承提供了基础。乾嘉考据学派的形成影响到中医学，表现为古代经典著人作研究的热潮，虽然压抑了医学的创新精神，但是为医学传承做出了贡献。

（一）临证各科的成就与医学传承

　　清前期在临证各科医学出现了许多成就，内科代表是徐大椿（1693～1771 年）和陈修园（约 1753～1823 年），他们对温补派医学主张提出了反对观点，对温补派用峻补辛热药剂力加抨击。徐、陈两医家针对温补派的评述，不但对温补学派的滥用起到了纠正作用，而且通过争鸣使各派的医学思想得以传承。外科上以王维德《外科症治全生集》（1740 年）为代表，称为"全生派"。王维德继承曾祖若谷之学，自幼学医，且通晓内、外、妇、儿各科，而尤以外科见长。妇产科学的代表是傅山（1607～1684 年），他博涉经史百家，工于诗文书画，擅医。《傅青主女科》（1827 年），系后人将傅青主有关妇产科病证的论述与经验和其他医家论述辑录而成。可见，世家传承在医学发展中的重要作用。

（二）本草学的成就与医学传承

　　清朝的《本草纲目拾遗》是继《本草纲目》之后一本重要本草著作是赵学敏所著。赵学敏（约 1719～1805 年），用了 40 年之力，查阅了 600 余种文献，采访 200 余人，并亲自栽种药物，编成此书。另外一部本草著作是吴其濬所著的《植物名实图考》，吴其濬（1789～1847 年）曾官至礼部尚书、巡抚。《植物名实图考》记述植物 1714 种，分 12 类，参考文献 800 多种，着重对同物异名或同名异物的考订，对植物学、药物学都有重要贡献，其科学价值是值得肯定的。这两部著作，提出了近代科学思想，显示出了本草学研究的创新思维。

（三）方剂学的成就与医学传承

清朝罗美《古今名医方论》（1675 年），精选实用名方 150 余首，选辑名医方论 200 余则，作者对前代方书贪大求全的倾向十分不满，以方论为核心对方书内容进行精简，获得众医家的重视。后吴谦《医宗金鉴》以本书为基础再次增减，著成《删补名医方论》，进一步扩大了影响。另一部著作是汪昂的《医方集解》（1682 年），载正方 377 首，附方 488 首，按方剂功效分 22 门，书中方解和主方附方等药物变化的主要内容继承了《医方考》的长处，不但使选方实用性进一步加强，而且成了中医方剂学专著定型规范的重要著作。

（四）传染病研究的成就与医学传承

清朝前期对温病学说做出最大贡献的是叶桂，他建立了卫气营血辨证作为温病辨证论治的纲领，补充了传统的"六经辨证"或"八纲辨证"的内容。叶桂（1667～1746 年），出生于世医之家，幼得家学，成年后精勤不辍，在十年中曾先后拜 17 位有名望的医生为师，最终成为一代名医。从传承方式上看，叶桂的成名既体现了世医制度的家学传承，又展现了师承私教的师承方式。

（五）经典医籍注释的成就与医学传承

清朝的学术研究以繁琐考据为主，在中医学研究上就表现为注释经典的现象。明朝之后，继续对《黄帝内经》《伤寒论》《神农本草经》进行注释、编次等研究。主要代表有张琦的《素问释义》、柯琴的《伤寒来苏集》、张志聪和高士宗师徒的《本草崇原》。虽然以前代经典籍为主，但也不乏陈述己见，且在节繁辨误、置疑畅文中展现出师徒间的思想传承。

二、鸦片战争前清朝时期的医学教育

（一）前清时期的医学教育制度及体制

清朝前期的医学学校教育与明朝一样，分为中央设立和地方设立。中央设立的医学学校属于太医院管辖，具有专科学校性质，不受清朝政府重视。在太医院中设有教习厅，教习厅包括内教习与外教习两个部分。内教习，是在御医、吏目中选择学识渊博者两人担任教师，住在东药房教授御药房的太监习医。而外教习主要是教授医官子弟，亦由御医、吏目中选择两人，经常驻在太医院，教习肄业生，并批阅未授职衔医士的月课。

地方医学分府、州、县三级。府医学设正科一人（从九品），州医学设典科，县医学设训官，三者都由医士担任。将《内经注释》《伤寒论》《本草纲目》三本著作教给各府、州、县愿意学习医学的人。如果发现有精通医理的人，则呈报巡抚，推荐其参加太医院考试，成绩上等者授以吏目、医士等官职；如年老不能去北京的，留任本省教授，待有缺时即行升补。

1723 年，令各省巡抚查察所属医生，选拔医学官教授和御医。考核内容为《内经注释》《本草纲目》及《伤寒论》三部著作。考核通过者，则提请授为医学官教授，每省设一员，准予食俸三年；如果"勤慎端方"，则贡入太医院授为御医，所缺空额即在本省学医的人内拣选补授。

（二）专业设置与教学内容

1. 专业设置

在专业设置方面，清朝初期与明朝十三科相比，废金镞、祝由、按摩三科，增加了痘疹科一科，共十一科。即包括大方脉、伤寒、妇人、小方脉、痘疹、疮疡、眼科、口齿、咽喉、针灸及正骨等。能够把痘疹科从小儿科中分出来，独立成一科，说明此时对痘疹的认识已经比较清楚。据说满清入关时，曾命令京城中患痘的人移出城外，另设小村庄集中居住，并规定没有出过痘的王公大臣不许入朝。说明此时已经认识到痘疹具有传染性，并知晓隔离是预防传染病的有效途径之一。

1797 年，将小方脉与痘疹合并，口齿与咽喉科合并，共成九科。1801 年，将正骨科划归上驷院蒙古医生长兼任，许是因为蒙古医生正骨技术有独到之处。清朝旧制，选上三旗蒙古士卒之谙习正骨法者，每旗十人，隶属上驷院，称为"蒙古医士"。凡宫廷内禁、寺院僧人中有跌打损伤者，由蒙古医士诊治，逾期无效，则给予惩治。1822 年，在太医院中取消了针灸科，因"针刺火灸非所以奉君之道"。故从十一科降到七科。

任锡庚在《太医院志》记载，道光以后，太医院各科应用药品都由值日的医生损钱自备。咸丰以后，俸禄减少，医官个人生活都难以维持，各科都没有特用药品。到同治年间，每况愈下，只剩下大方脉、小方脉、疮疡、眼科和口齿咽喉五个科。

2. 教学内容

教学内容主要是《黄帝内经》《伤寒论》《金匮要略》和《本草纲目》等著作，以及与专科有关的书籍。乾隆九年（1744 年），吴谦等编成《医宗金鉴》，亦被选作教科书，并自此应用了 160 多年。

（三）学生来源与考试制度

当时的医学生都出自医官世家，实行的是保送制度。其中，汉族由六品以上同乡官作保证人；旗人则由该管佐领保证，经考查品行端正，略通医理，且通晓京语的人，再经过面试合格后，才准到太医院入学，名为医生。成为医生后，再按照各人选择的专科分科学习。在教习厅学习的学生，一月要交两次功课，并参加四季的考试。学制三年，三年期满，经礼部考试合格的称医士，未录取的仍照常肄业，等待下次再考。

1652 年，礼部规定医士名额 40 人，每月发给银米，在太医院服役；食粮医生（或称粮生）20 名，担任缮写工作；切造医生 20 名，修合药饵。从此，凡肄业一年以上，且经过三次季考名列一等的，遇有缺粮医生缺额，可呈礼部递补。

1730 年，添设粮生 10 名，并改名为恩粮生。自此以后，遇有医士缺额，也由太医院呈报礼部补举，不再举行考试。

医士在未授予吏目的职衔以前，每月和医生、粮生一同在教习厅学习，一月交两次功课，并参加四季的考试。

（四）医学著述与医学杂志

1. 医学著述

清朝继承了明朝著书立说之风，一些医学丛书、医学通俗读物和医案等先后刊刻问世。

具有教材性质的普及性医学丛书是《正骨心法要旨》，全书吸取多种临床经验，系统地反映了中医学术体系，既总结了理论，又注重临床，便于初学者阅读。还有太医院判吴谦奉旨"御纂"的《医宗金鉴》，共 90 卷，分为伤寒、金匮、临床各科等 15 种，全书的精华是提出了伤寒和临床各科的"心法要决"。

清朝医家为了普及医学知识，还编撰了一批医学通俗读物和医学入门书籍。例如，汪昂的《本草备要》《医方集解》，吴仪洛的《成方切用》，陈修园的《医学实在易》《医学从众录》《时方歌括》等，曾广泛流行。其中流行最广的是汪昂的《汤头歌诀》、崔嘉彦《四言脉诀》、陈修园的《医学三字经》。这些著作采用歌赋体裁，易诵易记，对于辅助教学和医学传承都起到了积极的促进作用。

清朝的医案较明朝更多，例如，徐大椿的《迴溪医案》、薛雪的《扫叶山庄医案》、陈修园的《南雅堂医案》、魏之琇的《续名医类案》、俞震的《古今医案按》等，其中最为知名的医案著作是叶桂的《临证指南医案》。这些医案的涌现，记录了许多名医丰富的实践经验，为医学理论的传承，提供了丰富的参考资料。

2. 医学杂志

杂志，是指有固定刊名，以期、卷、号或年、月为序，定期或不定期连续出版的印刷读物，因其定期出版的，又称为期刊。清早期的唐大烈编辑的《吴医汇讲》是我国最早具有医学杂志性质的刊物，创刊于清乾隆五十七年（1792 年），停刊于清嘉庆六年（1801 年），前后历时 10 年，共刊出 11 卷，每卷均合订为一本，是类似年刊性质的中医杂志。其文稿登载的内容涉及医学的多方面领域，且栏目形式多样，如理论探讨、经验交流、随笔、考据等。

《吴医汇讲》推出的文章都较为集中，在十年间将苏州、无锡、常熟、太仓等地医家的文章结集成册，反映了江南地区，尤其常州地区医家的经验以及疫病流行与治疗的情况。虽然有一定的地域局限性，但是将其思想传遍了全国。

三、晚清时期的教育概况

第一次鸦片战争（1840 年）开启了晚清时期，清朝统治的晚期（1840～1912 年）是中国近代史的开端，也是近代中国半殖民地半封建社会的形成时期。第二次鸦片战争（1856 年）使得清朝统治危机进一步加深。随着西方资本主义入侵进一步深化，农村自然经济开始解体。为了抵制外国资本主义的经济输入，晚清洋务派所进行洋务运动虽然在客观上刺激中国资本主义发展，但并没有使中国走上富强之路。面临内忧外患，清朝统治之下的各阶级开始了反抗和探索，农民阶级发起了太平天国运动和义和团运动，沉重打击了清王朝和西方列强的势力。同时，晚清时期的文化发生了转变，开始冲破封建主义的束缚、向西方学习的一步步探索。

（一）创设同文馆

1860 年朝廷应恭亲王的提议，在北京设立总理衙门，专门总理各国事务。1862 年在北京设同文馆，请广东、上海各督抚等分派通解外国文字之人，携带各国书籍来京，为八旗中十三四岁资质聪慧者入馆学习。1863 年在上海设同文馆，一切均照北京同文馆办理，但不同的是，招汉人为学生。1864 年在广州设同文馆，初设英文馆，增设法文、德文两馆，后又设日文、俄文两馆，且创设生理、解剖两门选修课。后人评述，同文馆之创设"是为中国新教育设学堂之始"。

（二）兴办学堂

1866 年，在福建创设船政学堂，招生学习英法语言文字和制造驾驶轮船的方法。1881 年，在天津创设水师学堂，遴派医官一名住局。1885 年，创设天津武备学堂，其医院即为后来之北洋医学堂。1893 年，在武昌省城创设自强学堂，颁布《招考自强学堂学生示》。1895 年，创设陆军及铁路学堂。

（三）废除科举

1898 年 4 月，康有为在《请废八股试帖楷法试士改用策论折》提出，朝廷考试应逐渐废除科举，加试实用学科。1903 年 2 月，袁世凯、张之洞第一次奏请递减科举，同年 11 月张百熙、荣庆、张之洞重订学堂又为第二次之请。1905 年 8 月，清帝谕立停科举以广学校，实施 1200 年之久的科举制度，至此始完全废止。

中医教育也在同文馆创设、学堂兴办和科举制度的废除过程中逐渐西化。

四、晚清时期的医学发展与传承

随着西方列强的入侵，医药也成了侵略的工具传入我国，中国医学受到了西方医学的冲击，从此，中国就开始了两种医学并存的局面，如何认识和对待两种医学的关系、如何使中国传统医学在现代医学逐渐占主流的医学体系中永远传承下去，也就成了近代以来医学史研究的中心问题。

尽管中医学的生存和发展遭遇了严重的危机，但是由于社会的需要和实际的疗效，以及一群热爱中医药事业之人的存在，使中医学不但禁而不止，而且在临床各科中依然做出了许多成就，为中国传统医学的传承奠定了理论基础，还做出了一定的成就。

（一）临证各科的成就与医学传承

晚清时期，内科最著名的著作是费伯雄所著的《医醇賸义》（1863 年），书中总结了前人经验和自己的医疗体会，对劳伤、中风、咳嗽、痰饮、痿、胀、诸痛等慢性疾病进行了比较丰富的论述。综合性内科著作还有文晟的《内科摘录》（1850 年）、徐镛的《医学举要》（1879 年）等。专著最突出的是沈灵犀的《虚劳要则》（1875 年）、秦伯未的《痨病指南》（1920 年）和张山雷的《中风斠诠》（1917 年），对痨病、中风有详细论述。

外科成就以马文植（培之）最为突出，马氏三代业医，对疮疡诸病的诊治经验极其丰富。他著有《外科传薪集》（1892 年），记述了马氏个人生平备用之方共 200 余首，以外科临证治疗方剂为主，另有内科、五官科等效方。内容说明虽然简略，但确有疗效。此外，还有邹汉璜的《疮疡》（1840 年）、张镜的《刺疔捷法》（1876 年）、余景和的《外科医案汇编》（1891 年）、曾懿的《外科纂要》（1906 年）、梁希曾的《疠科全书》（1909 年）和张山雷的《疡科纲要》（1917 年）等。同时，伤科也有一定发展，对金疮、接骨等骨伤疾病都有了新的认识，例如江考卿的《江氏伤科方书》（1840 年），他对骨折施行过麻醉后切开复位术，并对粉碎性骨折进行移植术。

妇产科中突出的是单南山的《胎产指南》（1856 年）、潘蔚的《女科要略》（1877 年）和严鸿志的《女科精华》（1920 年）。

儿科著作中对麻疹、惊风、痘症的研究最为突出，麻疹专著有张霞溪谷的《麻疹阐注》（1840 年）、吴砚亟的《麻疹备要方论》（1853 年）和朱载扬的《麻症集成》（1879）等；惊风专著有温存厚的《急惊治验》（1886 年）和冯汝玫的《惊风辨误三篇》（1911 年）；痘症专著有王廷钰的《儿科痘症歌》（1886 年）和张节的

《痘源论》（1909 年）。晚清时期儿科发展的另一个重要特点是按摩疗法的出现，例如周松龄的《小儿推拿辑要》（1843 年）和张振鋆的《厘正按摩要术》（1889年）等。

针灸科代表人物是廖润鸿，其著有《针灸集成》（1874 年），对针灸学的基本问题论述较全面。

眼科的代表性著作有王锡鑫的《眼科切要》（1847 年），它是一部眼科入门书；陈国笃的《眼科六要》（1861 年），载眼病治法 40 余种。喉科的代表性著作有张绍修的《时疫白喉捷要》（又名《治喉捷要》，1869 年）、夏春农的《疫喉浅论》（1874 年）、李纪方的《白喉全生集》（1882 年）、耐修子的《白喉治法忌表抉微》（1891 年）和陈葆善的《白喉条辨》（1897 年）等。

另外，这一时期还有关于齿、耳、鼻的著作，新内容较少，基本是在整理前人的经验。虽然理论上没有显著提高，但是在总结传承前人经验方面，做出了举足轻重的贡献。

（二）本草学的成就与医学传承

晚清时期本草学的成就主要对《神农本草经》的考订和辑复，例如顾观光重辑《神农本草经》（1844 年）。另外，还编著了临证用药参考书，例如屠道和的《本草汇纂》（1863 年），载药 560 余种，按药性与功效分为 31 类，可供临证参考。

（三）方剂学的成就与医学传承

晚清时期汇集整理单方、秘方、验方的著作较多。比较有代表性的有鲍相璈编成《验方新编》16 卷（1846 年），之后梅启照新增为 24 卷重刊（1876 年）；费伯雄 1865 年著《医方论》4 卷，书中强调了用方的辨证论治原则。另外，还有医家对汇通中西医学进行了探索，代表著作有丁福保的《中西医方汇通》（1910 年）和陈继武的《中西验方新编》（1916 年）等。

（四）经典医籍注释的成就与医学传承

晚清时期，对《黄帝内经》《黄帝八十一难经》《伤寒论》和《金匮要略》等经典医籍的研究，也取得了较大的成就。有关《黄帝内经》的校注研究成绩较突出的是高士宗的《素问直解》（1867 年）9 卷，对《黄帝内经·素问》进行全注本；周学海的《内经评文》（1896 年），对《黄帝内经》做了评述。有关《黄帝八十一难经》的注释研究，主要有邹汉璜的《难经解》（1840 年）和叶霖的《难经正义》（1895 年）6 卷。有关《伤寒论》的有陈恭溥的《伤寒论章句方解》（1851 年），分章节、句读加以注释；吕震名的《伤寒寻源》（1850 年），从六经辨证阐发原文；陆九芝的《伤寒论阳明病释》（1866 年），着重一经一病的研究。有关《金匮要略》

的注释有戈颂平的《伤寒杂病论金匮指归》（1885 年）和沈灵犀的《读金匮要略大意》（1875 年）等。

晚清医家对经典医籍的整理研究，不仅是体现了他们对中医药理论认识的加深，更反映出中医药理论的经典传承，即便在今天，《黄帝内经》《黄帝八十一难经》《伤寒论》和《金匮要略》仍然是中医药学子必须学习的经典文献。

五、晚清时期的医学教育

（一）晚清官办中医教育

早期的医学教育仍然由太医院承担，是中国传统医学教育的延续；后期则由京师大学堂管辖，加入西医教育内容，但由于办学经验的缺乏，使其教育无法维系下去，遂将医学生全部送往日本学习，至此官办中医教育终结。

1. 太医院教习厅复设医学馆

1862 年京师同文馆设立，是为中国近代教育新办学堂之始。1866 年，御史胡庆源极力请求整顿医官以正医学。1867 年议准，太医院教习厅"复设医学馆，派教习厅三人，接春秋两季考试医士，恩粮肄业各生，列定等第，按名顶补，每届六年"。

从教材上看，课程设置仍然是以《黄帝内经·素问》《黄帝八十一难经》《本草纲目》《脉诀》《医宗金鉴》为主。考核方式，由太医院院使、院判会同礼部堂官，除御医不需考试外，其余所有吏目以下各员生一律参加会考，平素专攻学科，要预先声明。考试范围，以《黄帝内经·素问》《黄帝八十一难经》《本草纲目》《脉诀》等经典文献为限；会考者在试卷上盖以戳记，由收掌官批阅备卷、试卷，再交给教习评定等第，太医院堂官封送，咨行吏礼二部注册；考试成绩未经录取或医学荒废者，仍发还教习厅复读，允许参加下届考试。

从时间上看，教习厅复设医学堂属于我国官办的近代医学馆，但就其教学内容、课程设置、考核方式上看，它并未输入近代医学教育的新内容，因此它仍然是官办中医教育之延续。

2. 京师大学堂兼辖医学堂

1896 年 5 月，刑部侍郎李端棻奏请于京师建立大学堂。1898 年 6 月，南海康有为、新会梁启超实行戊戌变法，在百日维新期间，光绪帝采纳了他们的计划，发出几十条改革政令，其中有一条是"命设立医学堂，归大学堂兼辖"。同年 9 月变法失败，一切"新政"均被推翻，但是，唯有京师大学堂获得保存，在京城景山东马神庙和嘉公主旧地，稍购附近民房，拨华俄银行 500 万金为学堂经费，招收学生百余名，在同年 11 月开学，其管辖之医学堂，应以 1898 年 11 月为创办之始，但实际上当时没有正式招生。

1901年，光绪帝诏张百熙为管学大臣，并把1862年设立的同文馆归入京师大学堂。1902年张百熙拟《钦定京师大学堂章程》，大学专门分科课目中，医术列于第七，下分医学及药学两目。1903年光绪帝命湖广总督张之洞会办京师大学堂，张之洞、张百熙、荣庆3人奏定学堂章程及厘定学务纲要，同年5月颁布《奏定京师大学堂章程》，大学共分为8科，其中第4科为医科，医科又分医学及药学两门，医学门、药学门教学规程中虽以西医药学为主，仍有中医中药内容，但后人评价"其实这和西医院校加一门中医常识没什么两样"。后来中医教育所面临的重重阻碍在这一时期已开始显现。

为适合医学专门教育的需要，京师大学堂在1903年规划设置医学馆，招生数十人，且按照中学堂办理，学制3年。但在1906年学部提出，医科关系紧要，3年学制太短，当以5年为期。据《皇朝续文献通考》记载："医学馆系照中学堂办理，应照新章五年毕业。且医科关系紧要，而学理又至繁颐，不独难于深造，亦不易言普通，若学问未精，遂令充当官医及医员等，实恐难免贻误。本部详细酌核，意在妥善造就。如学生研习医学具有根底可期深造，应即加习两年，以符新章中学堂五年毕业之例。其奖励亦即可照章办理，所有加习课程，应博采东西各国医学科目资部核定。"于是医学馆学制由原来的3年修改为5年，开始参照中学堂办理，教授内容也加上了西医课程。

1906年，御史徐定超奏："中西医派确有不同，造士不能合并，中医多幻想，西医凭实验；中医主述古，西医责求新。其诣力独到之处，各有不同。思议之精微学者，各专一门，已苦难于精到，必欲兼营并骛，心力更有不逮。臣等维中西医学各有独到之处，奏定医科大学章程于中西医学必令兼营，未尝偏废。惟中西医理博大精微，融会贯通必俟诸已入分科大学之后下此则，兼营并骛学者辄以为难。"学部据徐定超所奏，1907年将京师医学馆改为京师医学专门学堂，中西分科肄业。但由于当时我国无论是中医教育还是西医教育，都缺乏办学经验，学部无法具体厘定各门科目教学规程，遂将京师医学专门学堂的学生全部送往日本学习。至此，官办中医教育停止。

3. 官办医学考试

因科举制度沿袭1200年之久，尽管晚清时期兴办学校、废除科举，但仍有"合科举于学校"之说。例如，1902年《钦定京师大学堂章程》谕旨明文："学生学成后赏给生员、举人、进士。"1905年，京城及地方各报刊登有消息："太医院拟奏，将令各省地方大吏，保送精通医士到京城考试，赏以举人、进士。"这种"把科举出身与学校出身等同起来"的举措对医学教育存在一定的影响。

两江总督端方指出，医学是有关生命的，凡是在省垣行医者，必须经过考试，再确定是否可以行医。特令陈子砺在各地政府举行医学考试。其考试时以学术为重，不以文艺先。其考试之法，令各医生于内科、外科、女科、幼科之类，以及产科、痘科、眼科、牙科等，仿大学选科例，任其择报一科或数科，听候考试。所出之题，就病症方药古今人治法不同之处，疑难奇僻之病症，及游移竞争之学说。每科择要设为问题数条，能对若干条即判为若干分数，分列最优等、优等、中等、下等、最下等5条，考取中等以上者，给予文凭，准其行医；其下等最下等者，不给文凭，不准行医。并于中西医院附设一医学研究所，乃令考取中等以上各生入所讲求，以冀深造。先后两次，投考甚众。

（二）地方官办中医教育

晚清时期，地方所办中医教育规模较小，尚难以持久。1905年，盛京军督部堂所提举在沈城创办中医学堂，后发展成研究会。主办多次讲习班，来自各市、地县学员341人先后毕业于该所（会）。1906年，四川重庆创办建巴县医学堂，后改称巴县民立医学堂，1911年该校由重庆医学研究会接办，1916年停办。1906～1911年，清政府拨款建立山西医学专门学堂，地址在太原上马街，分设中医西医两科，其中中医本科24名，预科生70名，朱世豪、郭象升先后担任监督（校长）。

（三）师徒授受的传承方式

尽管晚清时期太医院教习厅复设医学馆，之后京师大学堂建立并兼辖医学堂，且朝廷和各地官府通过医学考试赏给医生功名，但也只能培养少数的医生，根本无法满足广大人民群众对医疗保健的需要。除政府出台政策以规范教育、民间受西方理念大力发展教育外，民间其他中医学传承方式亦在发展。由于中医学及其教育方式绵延几千年，传统思想不可能在一朝之间改弦易辙，晚清大多数中医仍然沿袭传统中医培养人才的方式，即以师带徒，来进行中医学的理论与实践传承。因此，传统"以师带徒"的教育形式仍然是近代中医学术继承和发展的重要形式。

据《中国医学百科全书·医学史》收载近代著名中医48位，记述有师承传授者32位，占67%。所谓名医门下，"从学者每岁数十人，求医者朝夕踵门如市"，形象地反映了此间中医带徒与诊务两旺的景象。

在《中医教育通史》中记载了有关以师带徒的材料，现加以摘录如下：

王士雄，字孟英，清末温病名家，曾祖父王学权、祖父王升，三世均善医。王氏著述颇丰，后学门人姚若琴、周烁光整理有《王孟英医案》。

柳宝诒（1842～1901年），号冠群，字谷孙，江苏江阴人，晚清名医，时从游者甚众，门人方汝畋、徐迪候藏有先生医案抄本，之后由张耀卿整理成《柳宝诒医案》。

余景和（1846～1907年），字听鸿，宜兴人，晚清名医，童年在孟河天宝药店当学徒，因学习勤奋，被贺兰泉收为入室弟子，居三年学成，后在常熟等地行医，有"余仙人"美誉，其子振基、振元、女婿丁元彦皆业医。

陈莲舫（1840～1914年），名秉钧，上海青浦人，晚清名医。莲舫祖辈世代业医，祖父陈煮、父亲陈垣，皆工医，及至莲舫已逮19世，曾先后五次入京为光绪帝治病，后人整理有《莲舫秘旨》一书。

金子久（1870～1921年），名有恒，浙江桐乡人，近代名医。金氏家族自南宋以来世代业医，父亲金芝石，精儿科，子久幼承家学，侍诊左右，后医名大噪，负笈从学者先后达150余人。

庆恕（1840～1916年），字云阁，抚顺人，近代伤寒医家，荐《医学摘要》。庆氏进士出身，儒而通医，受业门人有书铭谨、史民范、张奎彬等。

曹沧洲（1849～1951年），字智涵，江苏吴县人，近代医家。曾祖父曹锦堂、祖父曹云洲、父亲曹承洲，均以内外科著称。光绪丁未年（1891年）曹氏被征召入京为御医。其医术传儿子曹南笙。孙子曹鸣高等。

赵文魁（1873～1933年），字友琴，晚清京城名医，祖籍浙江绍兴，自幼从祖父赵永赛学医，1890年被召入太医院，后升任太医院院使，子绍琴亦京城名医。

陈筱宝（1872～1937年），浙江海盐人，其父陈耀宗原在家乡行医，后迁上海。筱宝随父到沪，受业于妇科名医诸香泉，学业大进，专治妇科40年，长子陈大年深得其传，颇有声望，后人誉之为"妇科一门三杰"。

这种以师带徒的传承方式，不但在晚清培养出了一批杰出的中医人才，而且在祖国医学传承史上留下了浓重一笔，也给今天的医学教育带来启示。

（四）中医学派与医学世家

晚清以来，江苏、上海、浙江、广东等地区形成了一些著名的医家学术流派，在医学流派的传承发展中，既有师承授受，又有医学世家。例如，江苏孟河医派、上海青浦县重古镇何鸿舫24世医学、上海蔡氏妇科名医7世、浙江乌镇医派及萧山竹林寺女科、广东南海何梦瑶9世医学等。

1. 江苏孟河医派

孟河，是江苏省武进县的小镇，自19世纪到民国初年，因费、马、巢、丁四家崛起于此，故闻名遐迩。当时流传"吴中医学甲天下，孟河医生冠吴中"的说法。例如，费氏家族的费伯雄、费兰泉，马氏家族的马省三、马培之，巢氏家族的巢沛三、巢崇山等。清末民初的著名医家沙石安、余听鸿、费承祖、贺季衡、邓星伯、巢崇山、丁甘仁六位医家之间存在师承传授关系，其中巢崇山、丁甘仁两人是孟河医派巢氏、丁氏家族中之佼佼者。

2. 上海青浦县重古镇何鸿舫24世医学

何鸿舫，上海青浦县重古镇人。何氏家族自南宋以来，世业医，历经宋、元、明、清四朝800年，故又有何氏800年医学誉称。1918年陆晋笙编《重古三何医案》序言曰："青浦重古镇何氏以医著，至鸿舫先生已 24 传矣。"上海青浦何鸿舫 24 世医学是中医教育史上有文献记载的历时最久远的世家。

3. 上海蔡氏妇科名医 7 世

上海蔡氏妇科名医 7 世，自清乾隆年间蔡杏农创业以后，至近代著名者为蔡兆芝（1826~1896 年）、蔡小香（1863~1913 年）、蔡章（1887~1943 年）。蔡兆芝为蔡氏第 4 代传人，号砚香，贡生出身，著《妇科述要》等。蔡小香，名钟骏，字轶候，小香乃其号，廪生出身，精湛妇科。

4. 浙江乌镇医派

浙江省桐乡县乌镇，自南宋以来历代名医辈出，逐渐形成浙江"乌镇派"。乾嘉年间有"浙西三大医家"之称的张梦庐、逸舫、吴吉年；咸丰年间有名医陆以湉、沈馨斋、沈琴斋三人；清末民初，有名医陈世泽、陈世璜，两人世代在乌镇行医，世泽有弟子姚圮塘等数十人，不难看出，当时乌镇医学传承之盛，使得当地名医辈出。

5. 萧山竹林寺女科

浙江萧山县竹林寺创建于南齐年间，至后晋天福八年（940 年），有僧高晨开始兼医女科，此后历代相传，据有谱可查者至清末已达 97 世。竹林寺女科是竹林寺僧撰写的女科著作总称，因其流传甚广，在妇科学的普及传播方面影响较大。

6. 广东南海何梦瑶 9 世医学

何梦瑶（1692~1764 年），字报之，号西池，广东南海人。毕业于粤秀书院，初习儒，雍正八年（1730 年）进士，官至知州（正五品）。其后曾任义宁、阳朔、岑溪、思恩等县的县令，因幼时多病，留心医药，并精于医。官思恩时，瘟疫流行，梦瑶广施方药，存活甚众。晚年辞归故里，并著书自娱，曾任粤秀书院院长。热心于医学教育，受业门人甚多，计有番禺崔锟士等 47 人。何氏家族，传至九代，至今仍有人行医。

从以上医派及医学世家的发展源流，可以大致了解近代中医教育师带徒发展的全过程。

（五）兴办中医学堂

1885 年陈虬在浙江温州府瑞安县城东杨衙里，创建了利济医学堂，这是民间最早的中医办学机构。陈虬自任院长并亲自讲习，所聘任的教师皆是各地优秀医家。学生入学年龄为 14 岁，学制 6 年，经严格考试后，方可试医。

学堂的教学内容，既有经典文献《黄帝内经》《伤寒论》，又有自编教材，例如《利济教经》《利济元经》《卫生经》《医历》《蛰庐诊录》等。学堂不但给学生开出三类阅读书目：必读书 21 种，必阅书 50 种，必备书 32 种；而且把西医学书籍介绍给学生，例如解剖学、心灵学、卫生学等，是中西医结合的典范。

另外，学堂还编辑出版《利济学堂报》，用于学术交流，提高教学质量。值得一提的是，利济医院与利济医学堂同时创办，这种医学校带有附属医院的思想，可谓明智之举，不但教师可以为患者诊病，学生亦可去医院实习，毕业优秀者还可以留下来一面出诊行医，一面教学。学堂还有图书馆、生药局和鲜药圃，可见学堂既重视学生的理论学习，又注重学生的医学实践。

（六）中医社团组织设中医教育

晚清时期，上海、北平、广州等重要城市先后出现了一些中医社团组织。其背景是近代社会医疗卫生行政管理发生了重要变化。我国中医界意识到一盘散沙不利于事业学术发展，于是从分散的个体开业到团结集社维护自己合法权益。各地的中医社团组织其成立宗旨各有不同，但将中医教育列入自己业务范围之内却是相同的。

上海是我国近代史上最有影响力的城市之一。1904年8月，周雪樵创办医学研究会于上海，其后又与蔡小香等人合办"中国医学会"，以《医学报》馆为会所，通过其学术刊物联络全国各地医药界及其他人士参加。1909年12月，中国医学会在上海召开常年大会，到会者200余人，共同筹划中国医学进化之方针。议决办法五项：①《医学报》改名《医学公报》。②修订医学讲习所章程，明春增添中学讲员定期开办。③明春邀请各科名医按期会诊施医给药以惠贫病。④征集各地药材开办药品陈列所。⑤筹汇银款渐次推行医院医学堂。

从1909年12月中国医学会常年大会的五项决议来看，其中第2项、第5项均为与医学教育有关。第2项决议是要定期开办医学讲习所，第5项决议定要推行医院医学堂。但当时开办中医教育非常困难，医学会同人认为："医院医学堂事大力小，非一时所能办到，俟筹有银款再议渐次推行。"但尽管如此，上海中国医学会同人自1909年起陆续编写中医学堂教材，完善医学讲习章程，并在《医学公报》上登录，征求各地意见。如《素灵讲义》，为该会公开发行试用的第一部中医教材，其宗旨及编写体例是这样的：

宗旨：①为改良医学起见，治病先从治书入手，治书必从《黄帝内经》始。《黄帝内经》为中医最精之书也。②因西医输入中国，医学竞争，莫衷一是，今编是书，不存中西畛域之见，惟求其是而已。③恐《黄帝内经》一书，不及时讲明，必至放弃国粹，将如日本之废灭中医，后人无知有《黄帝内经》者。④西医所不满中医者。以未经解剖实验也。兹编采东西医全体生理请书，以代解剖。⑤中医所不满西者，以未知阴阳气化也。兹编故特补气化一门，以存精要。⑥学说新旧不同，名词中外互异，若不衡其短长，以为沿革，学堂无教授之方针，医界无进化之希望。东西医学，精深博大，中医断不能一跃而登，此书正可为中医改进之初步阶段。

体例：甲，是编为医学科目分类，如全体、病理、诊断、治疗、气化、卫生诸学，为中西分科学之起点，且能东西医科对照。乙，张氏类经、汪氏类纂，俱备分门别类，如摄生、疾病、脏腑、经络、色脉等篇，未能分清界类，多有互相牵涉者，且拘乎文法，语句繁冗，学者厌之。今编讲义，则删除葛藤，一空理障，而《黄帝内经》之精义，亦纤悉无遗。丙、经学家以尊经为重，疑者阙之，不稍辩驳，惟医学关系人命，且世界医理，发明日多，遇有说明窒疑之处，万不能拘经学体例，苦心斡旋，宜力矫食古不化之病。

上海中国医学会同人编写的《灵素讲义》，首先强调治病先从治书入手，治书必从《黄帝内经》开始。《黄帝内经》为中医最精之书。编写体例上已经开始按照近代医学科目的分类方法，把中医基础理论分为全体生理、病理、诊断、卫生等，也不拘乎经学体例语言文字，力矫食古不化之病，认为医学关系人命，应在讲义中体现中医经典著作对于临证指导的实用性。其后，上海中国医学会附设医学讲习所，课程有解剖、生理、医化学、病理学、药物学（本草在内）、内科学、妇科学、儿科学、处方学（中医处方在内）、诊断学、医学史等。

上海中医药学术界另一重要社团组织是"上海医务总会"，1906年6月由李平书等人创办。医务总会首届总董事为李平书、陈莲舫、黄春甫、蔡小香、余伯陶。该会特别重视教育，第一次议员会议决定办四件事：①编写中医教科书。②开办医科学校。③提请工部局兴办卫生事宜。④筹备医院。其第1、第2件事均与中医办学教育有关。

1912年上海医务总会董事余伯陶又组织"神州医药总会"，其后筹办神州医学传习所，推定包识生等10人为筹备员，草拟《神州医学传习所简章》，其宗旨是："本所聘请专家编辑各科讲义，实施教授以完成会员医治学术，保重人群生命为宗旨。"该传习所自民初开办，一直至民国12年（1923年）。毕业学员百余名。设有普通科、专门科两种。普通科目为：《黄帝内经》《黄帝八十一难经》《伤寒杂病论》《本草纲目》。专门科目为内科、外科、妇科、儿科、针灸科、眼科、喉科。修业期限普通科一年，专门科两年卒业。延至1926年春，神州医药总会会长朱少坡将传习所改办神州中医大学。

上海又有海上之称，濒海得风气之先。西学东渐，中医界有识之士丁福保等，于1910年组织"中西医学会"。该会附设函授新医学讲习社，讲习函授期限定为一年，举行通信试验，及格者给予证书。各学科之科目为：第一期讲义生理、解剖、卫生及医学总论。第二期讲义病理。第三期讲义药物学及处方学。第四期讲义诊断学。第五期讲义内科学。第六期讲义外科学。第七期讲义皮肤病学。第八期讲义花柳病学。第九期讲义传染病学。第十期讲义肺痨病学。第十一期讲义儿科学及细菌学。第十二期讲义产科。全年12期（12个月）为一届。从1910年至1913年共办3届。学员之试卷答案进行会课课题评奖，优等者刊载《中西医学报》公开发表，如第一次第一题课艺为"吾国医家学派自金元以后始分门户，有主寒凉者，有主温补者，有主滋阴者，有主攻伐者，有信古者，有趋时者，前清医家颇不乏人，试详述各医家学派之变迁及流弊"。获奖者有郁瑞、何梦龄等 20 人。另外还评选最优等学员，其中第一次试验优等生计有程朝锋等 56 人。由此可见，清末民初上海最大的三个中医社团组织上海中国医学会、上海医务总会（神州医药总会）、上海中西医学会，均附设开办有中医教育。京都北平、岭南广州的情况也是这样。

北平乃京都重地，清末为防革命党，社团组织建立控制较严，不易批准，故学术团体之创办者都多官宦出身。1908 年，大学士恽毓鼎在北平梁家园组织医学研究会。其内容以中学为主，西学为辅，特聘请精通医学教员，分门讲授课目。从1908 年至 1910 年，医学研究会共开办四学期，颇见成效。1910 年 9 月，恽毓鼎专折奏学部准其医学研究会立案，并设立中等医学堂，学部批文曰：

"翰林院侍读学士恽毓鼎奏，京城创办医学研究会，设立旨意在使业医之人于诊察之余暇研究学术，使理论与实验二者并进，用意至善，自应准其立案，查该会系借用宇馆房屋成立，地势甚隘，不合学堂之用，设备亦未能完全，至其所招生徒，均未经中学堂毕业，与医学堂章程尚不符，应先令其肄习普通学五年，俟合中学堂毕业程度再进习专门医学，以符定章。"

从学部批文可以知道，京师医学研究会办学宗旨非常明确，只是由于该会设备未能完全，其所招生徒未经中学毕业，故与医学堂章程不符暂未能立案。尽管学部未有批准京师医学研究会办学，但恽毓鼎等人仍于是年添招新班，并进行考试。其课程年限奖励各规则，与中学堂相等。及至 1913 年 11 月，全国医药救亡请愿团晋京，恳请提倡中医中药，设立中学医药专门学校。恽毓鼎在北平会同全国各地中医药界代表，同谒教育总长汪大燮，前往总统公府递交请愿书。恽氏系近代中医教育界不应被遗忘的一位重要人物。

清末岭南最大的中医社团组织是"广州医学求益社"。1906 年 6 月由罗熙如、黎棣初等人发起，同年 8 月得粤省 30 多位名医赞同，假座省城仙湖街罗明恕堂医所刍议，即席决定成立广州医学求益社，由罗熙如执笔草拟《广州医学求益社课卷联课小引》：医学有求益之遗功，而无速成之希望。以皇帝神圣，尚咨于岐伯而作《黄帝内经》，诚以医道精深不可不覃思讨论也。往古君如神农尝百草，相如伊尹著汤液，汉仲景以长沙太守作《伤寒》《金匮》，金科玉律昭示来兹，奈后世视为末技，通儒硕学不暇及此，医道日益不振，国朝乾隆是诏修《医宗金鉴》，而医术渐昌。

"闻泰西医士，皆经考验，学有本原，始出治证。乃者新政修明。近阅各报，知太医院拟奏，将令各省大吏，保送精通医士到京考试，赏以举人、进士。即西医卒业，亦当补习中医。且恐风气不广，官立之医学无多，拟劝谕地方绅商广设医学会社以收研究之益。窃幸本社恰得风气之先声，我辈或闭户著书或悬壶拯疾，顾可不集众思广众益以预储实学欤？夫玉虽畸异，非功错不发宝光；木虽轮圆，非斧削不成器。凡我同人，宜互相砥砺，矧医者仁术也；联课者，文事也。所谓以文会友，以友辅仁，又孰有急于此者。兹将本社章程胪列于后。"

医学求益社以文会友，以友辅仁，很快就联络起了广州、南海、佛山、中山、四会、顺德、花县、江门、三水、清远、东莞、保安、香港、澳门等地医界同人383人，另有社董67人，合计450人，共同商议广东地区中医大事，并准备以此为基础，扩充设立广东的中医学堂，如在该社刻印的课卷里就有一条规则"议医学堂，亦议早日筹办"。

1908年2月，广州（广东）医学求益社正式行开幕礼，粤省督宪张人俊派员前来训词："设社求益，自能兼师其长，既设赠医阅书之所，又推制药留医之仁，由是扩充设立学堂。""将来朝廷兴办学堂，该社正符部定设办专科学堂之旨，诸绅倡办医学研究，为百粤先声，朝廷行新政之日，必分科设立学堂，精益求精，用慰诸绅之望。"

医学求益社总所设广州西关十二甫中约大屋，后又迁往西关宝华正中约闸口，由于医社同人分散于各地，故采用撰写论文的方式进行学术交流。题目每月初一发出，每次3题，第1、第2题以中医《黄帝内经》《黄帝八十一难经》《伤寒杂病论》《金匮要略》《本草纲目》5书内容为限，第3题不拘古书时症及西医均可，三题任选其一，也可以全做，每月15日交卷，由上月评选为首者负责改阅，于25日定出论文名次，前5名发刻为该社课卷，外取10名贴堂以资公览，由省内各路29个代理处广为发行。从1906年至1912年为止，前后共进行了70次论文评选工作。

1912年医学求益社改名医学卫生社，宗旨更加明确"联络医界团体，振兴医务教育"。1917年该社衍生"广东中医教员养成所"，1918年原求益社同人又创办"广东医学实习馆"，直至1924年，全部归并入广东光汉中医专门学校。由此可见，近代中医院校实际上诞生于中医药社团组织，而中医药社团组织为谋求自身集团利益又必须创办发展自己的教育事业，培养一批能为该集团利益服务的专门人才。

绍兴医学会，原名绍兴医药研究社，创办于1908年（清·光绪三十四年）6月，翌年（宣统元年）4月，仿照沪、杭等地医学会名称，改名为绍兴医学会。会长何廉臣，副会长赵逸仙、骆保安，书记员曹炳章、吴丽生，会员有裘吉生、胡瀛桥等数十人。该会"以研究东西医药专门科学、输入新理、交换知识，并阐发吾国固有之医药学为宗旨"，日常会务有四：①编辑医药学报，该会创办的《绍兴医药学报》，已于1908年6月出版，是近代最早的中医期刊。②编译医书，"拟中外并参，择优编译，以发明新学而保存国粹"。③设讲演会，请精于东西医学及中医根底纯粹者为讲演员，分别讲演医术，阐发病源，试验药物。④施办医院。会长何廉臣兼习西医书籍，曾试图沟通中西医药，《绍兴医药学报》中虽兼有中、西医学论述，但注重对中医学理和临证医药的阐发，有助于推动中医药学术的发展。

（七）医学著述与医学杂志

1. 医学著述

在中医学的传承中，文字资料一直起着重要的桥梁作用，晚清时期有大量著作问世。

丛书类的著作有：丁松生的《当归草堂医学丛书》（1878年），共收医书12种，其中《颅囟经》《卫济宝书》《产宝》均是经过详细校勘的罕有传本。陆九芝的《世补斋医书》分正续集共33卷。

医案医话类著作有：陆定圃撰《冷庐医话》（1858年），论述医苑、医鉴、慎疾、诊法、用药等，评述古今医家与医书，搜集历代名医治案，有较高价值。柳宝诒选评的《柳选四家医案》（1904年），选择了清代尤在泾、曹仁伯、王旭高、张仲华4位名医的治案。此外，还有温病学说的著作，例如杨璿撰、黄惺溪纂的《温病条辨医方摘要》（1841年）；杨尧章《温疫论辨义》（1856年），专门讨论温疫；柳宝诒的《温热逢源》（1900年），着重伏气温病的辨证。

2. 医学杂志

为了传播中医学知识，清晚期，各地创办了一些中医期刊。比较有代表性的有1908年上海的《医学世界》，1910年的《中西医学报》，还有1912年太原的中西医合刊的杂志《山西医学杂志》。这些期刊受到了中医界和有关人士的支持和欢迎，为中医学的传承奠定了社会基础。

近代最早的中医药期刊是1908年6月，绍兴医药学研究社创办的《绍兴医药学报》。总编辑杜同甲，副总编辑何廉臣，编辑裘吉生、赵逸仙、骆保安。该刊的宗旨是中西医兼顾，以介绍西医学理，并阐发我国的医药学术为内容。其栏目包括论文、古籍选刊、学说、医案、杂录、通讯、近闻等。

六、结论

清前期的官学教育，大体上承袭了宋明以来的制度，但随着社会矛盾的尖锐，官办医学教育也每况愈下。但是，私学方面从未停止，清朝继承了明朝著书立说之风，一些医学丛书、医学通俗读物、医案、医学杂志等先后刊刻问世，给医学传承提供了丰富的学习资料。

晚清时期，随着西方列强的入侵，医药也成了侵略的工具传入我国，祖国医学受到了西方医学的冲击，为了有别于西医，自此将我国传统医学（主要指汉族医学）称为"中医"，中国就开始了两种医学并存的局面。在官学方面，尽管太医院教习厅复设医学馆，之后京师大学堂建立并兼辖医学堂，且朝廷和各地官府通过医学考试赏给医生功名，但也只能培养少数的医生，根本无法满足广大人民群众对医疗保健的需要。因此，在私学方面，晚清大多数中医仍然沿袭传统医学培养人才的方式，即家传师授，来进行中医学的理论与实践传承。因此，家传师授的传承方式仍然是近代中医学术继承和发展的重要形式。

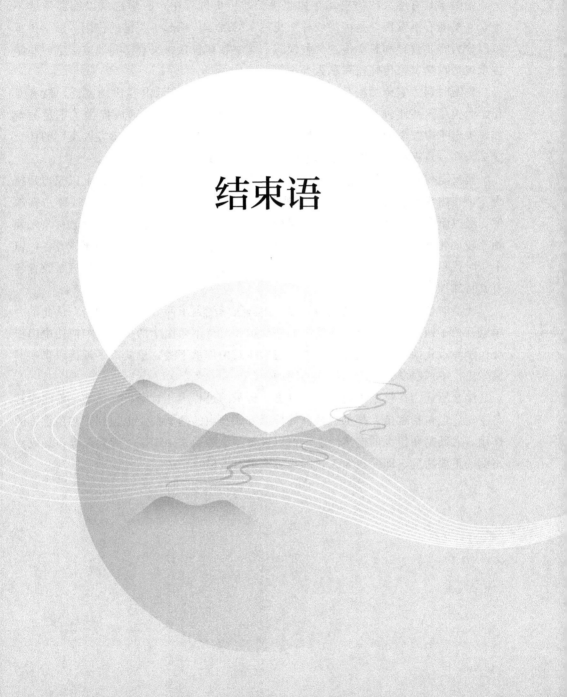

结束语

中医学具有悠久的历史，在如此漫长的历史进程中，医学之所以能够延续不绝，并不断有所发展，是因为同样历史悠久的医学传承起了关键的作用。医学传承可以分为官学教育和私学传承两种模式。官学教育包括中央官学和地方官学。私学传承包括自学、家传师授和私人办学等。

先秦时期，家传师授是医学传承的主要途径，其传承内容比较宽泛，没有专化，而正是这些比较宽泛的经验传承，为后世中医学体系的形成提供了丰足的营养，决定了中医学的学术特点和发展方向。从"学在官府"到"学在四夷"的社会变动，在一定程度上为医学上的家传师授模式提供了可能。

秦汉至魏晋时期的中国医学仍然没有官学教育，医学传承在形式上以家传师授为主，在内容上表现为经验传承和观念传播。南北朝时期，医学官学教育初露端倪，经过隋唐的高度发展，到北宋时期达到顶峰。明朝和清前期的医学教育与宋元相比较变化不大。如果单独分析某一个时期的医学官学教育，大多都比较完备，但由于时代不同、社会背景不同、帝王相傅的喜好不同，而致每个时期的官学教育各有其特殊性。

晚清时期，随着西方列强的入侵，中国医学受到了西方医学的冲击，从此，中国就开始了两种医学并存的局面，如何认识和对待中西医学的关系、如何使中国传统医学在现代西方医学逐渐占主流的医学体系中传承下去，也就成了近代以来中国医学史、中国医学教育研究的中心问题。

综上所述，在整个中医产生、发展、传承的过程中，官学教育虽然一度成为社会主流，但包括家传、师承、私淑等传承方式在内的师承授受也起到了相当重要的作用。尤其是在传承的连续性上，可以说，师承授受是中国医学绵延至今，又屹立不倒的重要法宝，即使在今天，师承教育仍有着借鉴价值。

参 考 文 献

[1] 毛礼锐 . 中国教育通史 [M]. 济南：山东教育出版社，1985.

[2] 梅汝莉 . 中国科技教育史 [M]. 长沙：湖南师范大学出版社，1992.

[3] 袁桂林 . 外国教育史 [M]. 长春：东北师范大学出版社，1995.

[4] 毛礼锐，瞿菊农，邵鹤亭 . 中国古代教育史 [M].2 版 . 北京：人民教育出版社，1983.

[5] 甄志亚 . 中国医学史 [M]. 北京：人民卫生出版社，1991.

[6] 中共中央马克思恩格斯列宁斯大林著作编译局 . 马克思恩格斯选集 [M]. 第 1 卷 . 北京：人民出版
社 .1995.

[7] 周一谋 . 马王堆医学文化 [M]. 上海：上海文汇出版社，1994.

[8] 李申 . 中国古代哲学和自然科学 [M]. 上海：上海人民出版社，2002.

[9] 中华书局编辑部 . 二十四史（简体字本）[M]. 北京：中华书局，2000.

[10] 朱建平 ."岐黄"考释 [J]. 中华医史杂志，2002，32（4）：200-204.

[11] 张志聪 . 黄帝内经素问集注 [M]. 北京：中国中医药出版社，1999.

[12] 吕子方 . 中国科学技术史论文集（下）[M]. 成都：四川人民出版社，1984.

[13] 佚名 . 元典章·礼部五·医学科目 [M]. 北京：中国书店，1990.

[14] 周一谋 . 马王堆医学文化 [M]. 上海：上海文汇出版社，1994.

[15] 张立文 . 中国哲学范畴发展史·天道篇 [M]. 北京：中国人民大学出版社，1988.

[16] 梁启超 . 阴阳五行说之来历 . 古史辨第 5 册 [M]. 上海：上海古年籍出版社，1982.

[17] 刘英杰 . 中国教育大事典（1840 年以前）[M]. 杭州：浙江教育出版社，2004.

[18] 李经纬，林昭庚 . 中国医学通史·古代卷 [M]. 北京：人民卫生出版社，2000.

[19] 陈梦雷等 . 古今图书集成·医部全录 . 第十二册 [M]. 北京：人民卫生出版社，1991：97.

[20] 陈邦贤 . 二十六史医学史料汇编 [M]. 北京：中医研究院中国医史文献研究所出版，1982.

[21] 袁文兴，潘寅生 . 唐六典全译 [M]. 兰州：甘肃人民出版社，1997.

[22] 杜佑 . 通典·选举五 [M]. 杭州：浙江古籍出版社，1988.

[23] 范行准 . 中国医学史略 [M]. 北京：中医古籍出版社，1988.

[24] 李经纬 . 中国医学之辉煌 [M]. 北京：中国中医药出版社，1998.

[25] 李弘祺 . 宋代官学教育与科举 [M]. 台北：联经出版社，1994.

[26] 江少虞 . 宋朝事实类苑·卷四十八 [M]. 上海：上海古籍出版社，1981.

[27] 范仲淹 . 奏乞在京并诸道医学教授生徒 . 范文正奏议·卷下 . 原文电子版 [M/CD]. 武汉：武汉大学
出版社，1997.

[28] 张方平 . 乞比试医人事 . 乐全集·卷二十五 . 原文电子版 [M/CD]. 武汉：武汉大学出版社，1997.

[29] 李焘 . 续资治通鉴长编卷二七五 [M]. 上海：上海古籍出版社，1985.

[30] 范祖禹 . 范太史集·卷二四 .《文渊阁四库全书》原文电子版 [M/CD]. 武汉：武汉大学出版
社，1997.

[31] 洪迈 . 容斋随笔 [M]. 呼和浩特：远方出版社，2002.

[32] 范凤书 . 中国私家藏书史 [M]. 上海：华东师范大学出版社，2000.

[33] 叶德辉 . 书林清话 [M]. 沈阳：辽宁教育出版社，1998.

[34] 谢彦卯 . 宋代图书市场初探 [M]. 郑州：河南图书馆学刊 .2003.

[35] 张秀民 . 中国印刷史 [M]. 上海：上海人民出版社，1989.

[36] 刘国钧 . 中国书史简编 [M]. 北京：北京书目文献出版社，1982.

[37]　宿白．唐宋时期的雕版印刷［M］．北京：文物出版社，1999．

[38]　崔秀汉．中国医药史籍述要［M］．延吉：延边人民出版社，1983．

[39]　马继兴．中医文献学［M］．上海：上海科学技术出版社，1990．

[40]　何忠礼．科举制度与宋代文化［J］．历史研究．1990，5：119-135．

[41]　王水照．宋代文学通论［M］．开封：河南大学出版社，1997．

[42]　贾志扬．宋代科举［M］．台北：台北东大图书公司，1995．

[43]　何怀宏．选举社会及其终结．秦汉至晚清历史的一种社会学阐释［M］．上海：生活·读书·新知三联
　　　　书店出版，1998．

[44]　葛兆光．中国思想史·第二卷［M］．上海：复旦大学出版社，2000．

[45]　佚名．元典章·礼部五［M］．北京：中国书店，1990．

[46]　高伟．元朝君主对医家的网罗及其影响［J］．兰州大学学报（社会科学版）．1999，4：111-117．

[47]　佚名．庙学典礼·辩明儒人难同诸色户计［M］．杭州：浙江古籍出版社，1992．

[48]　赵立勋等．古今图书集成·医部续录［M］．北京：中国医药科技出版社，2002．

[49]　潘吉星．李约瑟文集［M］．沈阳：辽宁科学技术出版社，1986．

[50]　赵洪钧．近代中西医论争史［M］．合肥：安徽科学技术出版社，1989．

[51]　邓文初．"失语"的中医——民国时期中西医论争的话语分析［J］．开放时代，2003，6：113-120．

[52]　马伯英，高晞，洪中立．中外医学文化交流史［M］．上海：文汇出版社，1993．

[53]　朱潮．中外医学教育史［M］．上海：上海医科大学出版社，1988．

[54]　舒新城．中国近代教育史资料．中册［M］．北京：人民教育出版社，1980．

[55]　王吉民，伍连德．中国医史［M］．上海：上海辞书出版社，2009．

[56]　甄志亚主编．中国医学史［M］．北京：人民卫生出版社，1991．

[57]　姚若琴等．宋元明清名医类案．正编．下册．影印本［M］．天津：天津古籍书店，1988．

[58]　吴仁山等．莲肪秘旨［M］．上海：上海科技出版社，1989．

[59]　金子久专辑．浙江省中医研究所［M］．北京：人民卫生出版社，1982．

[60]　庆云阁．医学摘要．彭静山点校［M］．上海：上海科技出版社，1989．

[61]　龚丽娟等．吴门曹氏三代医验集［M］．南京：江苏科技出版社，1988．

[62]　赵绍琴．文魁脉学［M］．北京：北京科技出版社，1988．

[63]　可夫．陈筱宝妇科一门三杰．海上医林［M］．上海：上海文史资料选辑第67辑．1991．

[64]　张元凯等．孟河四家医集·吕炳奎序［M］．南京：江苏科技出版社，1984．

[65]　何时希校订．重古三何医案·序［M］．上海：学林出版社，1989．

[66]　林乾良．我国近代早期的中医学校［J］．中华医史杂志，1980，10（2）：90．